AUXILIAR DE CLÍNICA
Manual de formación

ÍNDICE

TEMA 1

GENERALIDADES Y PRINCIPIOS BÁSICOS

Introducción

Este primer tema va a ser el inicio de una serie de ellos que van a tratar sobre la constitución del cuerpo humano. Estudiaremos los diferentes sistemas y aparatos desde un punto de vista anatómico, funcional y describiremos las enfermedades más comunes, así como su tratamiento. Nuestro objetivo al respecto es, que usted se vaya familiarizando con esta problemática, con la cual se va a encontrar en su tarea diaria, dentro de su trabajo, en el ámbito hospitalario. Después de esta breve introducción, estudiaremos a continuación una serie de conceptos fundamentales para el conocimiento básico de la medicina.

En primer lugar nos preguntaremos: **¿Qué es y para qué sirve la medicina?** La medicina viene definida como el arte y la ciencia del tratado de las enfermedades, entendiendo como **enfermedad** la ausencia de la salud, y como la **salud,** la definición dada por la O.M.S (organización Mundial de la Salud), que es la siguiente: **La salud** "es un estado completo de bienestar, tanto corporal como mental y social, que presenta un individuo, más que como una ausencia de enfermedad". Hablamos pues de una enfermedad cuando existe una desviación en alguno de los tres aspectos. Como se puede ver es amplio el campo de aplicación que abarca la medicina, y además se distingue en ella dos aspectos bien definidos: **SER ARTE Y CIENCIA A LA VEZ; ciencia** que vendrá dada por unos conocimientos adquiridos a través del estudio y **arte**, que será la aportación individual e intransferible de cada persona que se dedique al ejercicio de esta profesión.

Para el estudio de la ciencia de la medicina y su mejor compresión es necesario sistematizarla en los siguientes apartados:

- ✓ Histología.
- ✓ Anatomía.
- ✓ Fisiología.
- ✓ Patología.
- ✓ Terapéutica.

Histología

Es la ciencia que se ocupa del estudio microscópico de los distintos componentes que integran el cuerpo humano. Todos los seres vivos están constituidos por un conjunto de células.

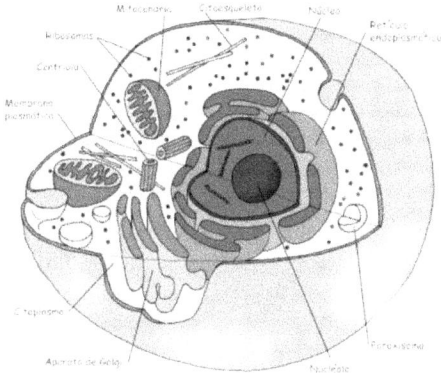

LA CÉLULA

Es la parte más elemental con vida propia, capaz de alimentarse, vivir y reproducirse. Consta de las siguientes estructuras fundamentales:

Membrana celular: es una envoltura que la aísla del exterior o del resto de las células.

Protoplasma o citoplasma: es el cuerpo celular. En el se hallan incluidos unos organoides: retículo endoplasmático, aparato de Golgi, mitocondrias, lisosomas, etc., cada uno de estos organoides tienen una función característica.

Núcleo: estructura más o menos esférica que destacan el relieve dentro del citoplasma. Está constituido su mayor parte por los **cromosomas** que son los responsables de la herencia y en él es donde tendrá lugar la reproducción celular.

Membrana nuclear: es la estructura que separa el citoplasma del núcleo.

El tejido

Es una estructura más compleja y está formada por la unión de células que tiene idénticas características o que se han adaptado para realizar una misma función. Por ejemplo: las neuronas o células nerviosas se agrupan formando el tejido nervioso, etc.

Los tejidos se pueden clasificar básicamente en:

> Tejido **epitelial** o de **revestimiento**, que a su vez se dividirá en varios tipos distinto distintos según los lugares que proteja. Este tejido lo encontramos en el interior de órganos, principalmente del aparato respiratorio y digestivo, el cual estudiaremos más fondo al tratar dichos aparatos posteriormente en otros temas.

> Tejido **conjuntivo** o de **sostén,** que servirá de soporte del resto de tejidos y estará compuesto por fibras elásticas o cartílagos; una variedad de este tejido da lugar a los vasos que conducen la sangre y las células sanguíneas. El tejido óseo, que es una variedad del tejido cartilaginoso, se caracteriza por una transformación de las fibras que se impregnan de calcio, convirtiéndose en hueso.

> Tejidos **musculares** o **contráctiles**, que se divide fundamentalmente en dos tipos:
>   - Tejidos musculares estriados o voluntarios.
>   - Tejidos musculares lisos o involuntarios.

> Tejido **nervioso**, destinado a originar o transmitir impulsos, que coordinan todo el organismo.

> Otros tejido que con función muy específica son; el hepático, el renal, etc.

Órganos, sistemas, aparatos

Cuando la función a realizar es complicada, los tejidos se agrupan formando **órganos**. Todos los órganos que cumplen un mismo fin constituyen un **aparato** o **sistema**.

Por ejemplo: el **aparato digestivo** está formado por un conjunto de órganos (esófago, estómago, hígado, páncreas, etc.) que a su vez, se hallan constituidos por diversos tejidos y éstos por células.

Anatomía

Es la ciencia que estudia la morfología, es decir, las formas y estructuras de los distintos órganos, aparatos o sistemas que constituyen el cuerpo humano, así como las relaciones existentes entre ellos.

Partes del cuerpo

Para situarnos topográficamente en el estudio del cuerpo humano, lo dividimos en las siguientes partes:

- **Cabeza**
- **Tronco**
- **Extremidades**

La cabeza está integrada por el **cráneo** y **cara.**

El tronco dividido por el diafragma, se compone de una porción superior al diafragma; denominado **tórax** y una porción inferior al diafragma denominado **abdomen.**

Las extremidades, en número de cuatro, se dividen en: dos superiores que se componen de: brazo, antebrazo y mano, y dos inferiores: muslo, pierna y pie.

Aparatos o sistemas del cuerpo humano

- ✓ Aparato **locomotor** (huesos, músculos, articulaciones).
- ✓ Aparato **circulatorio** (sistema sanguíneo y linfático).
- ✓ Aparato **respiratorio** (pulmones, pleura, bronquios).
- ✓ Aparato **digestivo** (estómago, hígado, intestino, etc.).
- ✓ Sistema **nervioso** (cerebro, médula, cerebelo,etc.).
- ✓ Sistema **endocrino** (tiroides, suprarrenales, gonadas, etc.).
- ✓ Sistema **excretor** (riñón, uréteres, uretra, etc.).
- ✓ Sistema **reproductor** (ovarios y útero, en la mujer; testículos en el hombre, etc.).
- ✓ Órganos de los **sentidos**.

Cada aparto o sistema será el protagonista de un tema aparte, recalcando siempre la utilidad y la función que efectúa, cada uno de ellos, dentro del cuerpo humano y la relación existente entre los mismos.

Regiones anatómicas que sirven de referencia

Considerando a un ser humano mirando de pie y de cara, al observarlo, denominaremos ventral o anterior lo que vemos y posterior dorsal lo que no vemos, y hablaremos de craneal para distinguir lo más alto (cabeza) y caudal para distinguir lo más bajo (pies) y así hablaremos de:

- Ventral.
- Dorsal.
- Caudal.
- Craneal.

Logrando así situar en el espacio cualquier parte anatómica del cuerpo humano.

Fisiología

La Fisiología estudia las funciones de los seres vivos, de sus órganos y tejidos, en estado de salud. Así la **fisiología celular** estudia los fenómenos vitales que ocurren en una célula, desde los mecanismos propios para subsistir, hasta las acciones que debe realizar para cumplir su misión en un determinado tejido. Para mantenerse viva, la célula precisa de un aporte de materiales nutritivos y de la excreción de sus materiales de desecho.

Para realizar un fin determinado, y mediante sus organoides celulares, sintetizada, almacena y distribuye energía y sustancias útiles para el cuerpo. Por ejemplo: sales, proteínas, hormonas, etc. Todos estos conceptos nuevos los iremos viendo, más adelante, de una forma más extensa y práctica, asimilándolos sin ningún tipo de problema.

Patologías

Es la rama de la medicina que estudia las enfermedades y trastornos que se producen en el organismo. El enfermo manifiesta o expresa su enfermedad mediante los denominados **signos o síntomas.**

Signo: es toda manifestación objetiva, o sea, capaz de ser medida. Por ejemplo: fiebre, flemón, tos, etc.

Síntoma: es la manifestación subjetiva que varía en cada enfermo, según, según su sensibilidad y su forma de ser. Por ejemplo: dolor, prurito o picor, sed, etc.

Síndrome: es el conjunto de signos y síntomas que caracterizan un estado patológico, pero que puede ser debido a diferentes causas, o sea a diferentes enfermedades. Hablaremos de **signos patognomónicos** cuando su sola presencia ya nos caracteriza una enfermedad concreta.

Un ejemplo

El médico recoge en la **historia clínica** los síntomas que el enfermo relata y los signos que se descubren con la **exploración física.** A partir de ellos podrá elaborar un **diagnostico** de la enfermedad, probable o definitivo, según la evolución o confirmación del mismo a través de las pruebas biológicas o de laboratorio. Una vez efectuado el diagnóstico y establecido en el pronóstico, el médico establece el **tratamiento o terapéutica** adecuada.

Terapéutica

Es aquella parte de la medicina que tiene como misión cura las enfermedades y por lo menos paliar el sufrimiento del enfermo. Podemos clasificar la terapéutica según dos puntos de vista:

a) **En cuanto al método empleado:**
   - Médica: se basa en la administración de medicamentos.
   - Quirúrgica: cirugía.

b) **En cuanto al fin:**
   - Etiología: pretende eliminar la causa de la enfermedad. Ejemplo: en una enfermedad infecciosa, producida por microorganismos, administrando

antibióticos los destruiremos y por consiguiente, curaremos la enfermedad.

- Sintomática: pretende aliviar las manifestaciones de enfermedad. Ejemplo: en el caso anterior, una enfermedad infecciosa puede producir dolor de cabeza, la administración de una aspirina servirá para paliar el dolor, pero no para combatir la causa.

TEMA 2

EL APARATO LOCOMOTOR

Introducción

El aparato locomotor es el conjunto de órganos cuyo objetivo principal, es el de sostener y proteger al organismo proporcionándole a la vez, los movimiento necesarios que le permitan relacionarse con los demás seres. El sistema o aparato locomotor está formado por tres componentes básicos que son:

- Huesos.
- Articulaciones.
- Músculos.

Los huesos

Son los órganos que constituyen el armazón rígido de nuestro organismo. El conjunto de huesos recibe el nombre de esqueleto.

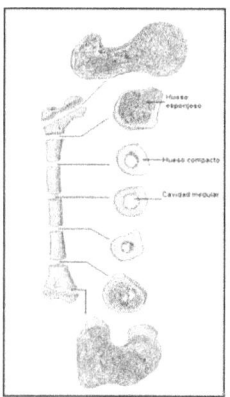

Estructura del hueso

Procediendo desde la superficie externa hacia el interior, en el hueso se distinguen: el periostio, el tejido óseo propiamente dicho y médula ósea.

✓ **Periostio:** es una membrana sutil de naturaleza correctiva que rodea el hueso y lo nutre.

✓ **Tejido óseo propiamente dicho:** está formado por una parte externa (cortical) compacta y uniforme y por una parte interna o profunda (esponja).

Forman el tejido óseo tres elementos fundamentales:

- Las células óseas, llamadas osteocitos, son las encargadas de formar la trampa necesaria para la ulterior formación del hueso. Existen unas segundas células denominadas Osteoclastos, cuya función sería ir destruyendo hueso, osteocitos, para remodelar y renovar continuamente el hueso.
- La trampa fibrilar colágena, substancia que encuentra entre las células.
- La sustancia proteica "Osteína" impregnada de sales minerales de Calcio y de Magnesio.

La Médula Ósea: es una sustancia blanca, gelatinosa, amarilla o rojiza, contenida en el interior del conducto medular: La médula ósea posee la importantísima función específica de la **Hemopoyesis**, o sea, de la producción de glóbulos rojos y de ciertas formas de glóbulos blancos.

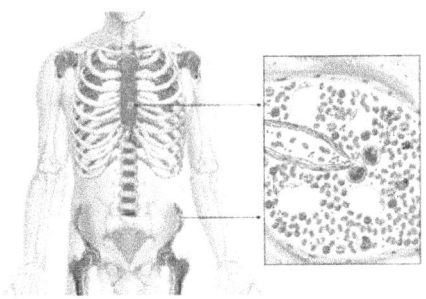

Localización de la médula ósea

Morfología de los huesos

En relación con su formación particular, los 206 huesos que nuestro organismo posee, puede incluirse en grupos fundamentales:

- ✓ **Huesos largos:** son los que forman las extremidades principales. Se distinguen en ellos, una zona media llamada **Diáfisis** o caña y dos extremos que reciben el nombre de **Epífisis**. Ej.: Fémur, húmero, etc.
- ✓ **Huesos cortos:** no predomina ningún diámetro sobre los demás. Ej. lo huesos del carpo (la muñeca).
- ✓ **Huesos planos:** son dos láminas de tejido óseo compacto entre las que existe una lámina de tejido esponjoso interpuesto. El conjunto se denomina **díploe**. Ej.: Escápula, frontal, etc.

Distribución de los huesos del cuerpo humano

La distribución de los huesos del esqueleto es simétrica, de manera que a un mismo nivel encontraremos el mismo hueso a un lado y a otro. Siguiendo este criterio, los huesos que están situados en la parte central del esqueleto serán huesos únicos o impares. Los que estén en las zonas laterales o extremos serán huesos pares.

Huesos de la cabeza

La cabeza podemos dividirla en dos partes bien diferenciadas:

Cráneo: es una bóveda en la cual se alberga el encéfalo, que es el centro motor y regulador de todo el organismo.

Cara: en ella se encuentran fundamentalmente los organismos de los sentidos, tales como la vista, el olfato y el gusto.

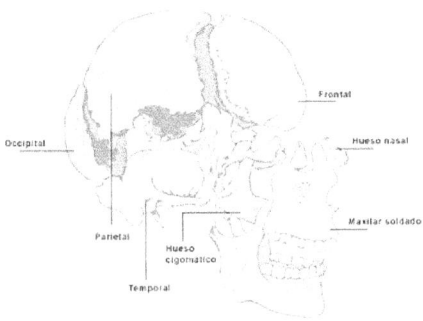

Cráneo

En el cráneo vamos a encontrar unos huesos que serán impares por estar en la zona central y otros pares y simétricos ocuparán las partes laterales.

Los huesos impares de delante hacia atrás son:
- Frontal - El más anterior. Forma la frente.
- Etmoides - Forma el techo de las fosas nasales.
- Esfenoides. - Situado detrás del etmoides.
- Occipital. - El más posterior. formará la nuca.

Las partes laterales estarán constituidas por los siguientes huesos pares:

- Parietales.- Forman la parte latero superior.
- Temporales.- Cubren las partes laterales propiamente dichas. En ellos se hallan alojado el oído.

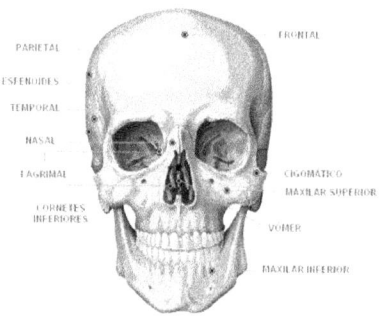

Cara

En esta zona de la cabeza encontraremos como huesos impares y centrales: Maxilar inferior, que constituye la mandíbula. Vómer, que formar parte del tabique nasal.

Este hueso (el Vómer) nos servirá para dividir a la cara en dos partes simétricas. A partir de él y dentro a fuera, en la cara encontraremos los siguientes huesos pares.

- Nasal: que formará la raíz de la nariz.
- Lacrimal o unguis.
- Maxilar superior: que formará la mejilla, contorno de las fosas nasales, suelo de la órbita del ojo y parte superior de la boca.
- Malar: que formará el pómulo.

Más profundamente encontraremos:
- Palatino: que formará parte del paladar en su porción más posterior.
- Cornetes inferiores: situados en el interior de la nariz e integrantes de las fosas nasales.

Huesos del tronco

El tronco está formado por la columna vertebral por detrás, el esternón por delante y las costillas que servirán de puente de unión entre ambas formaciones.

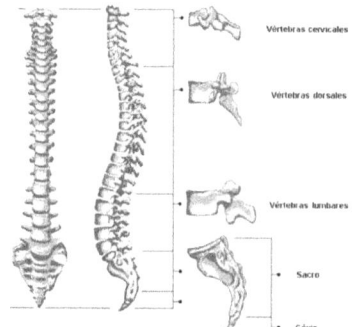

Columna Vertebral

Está formada por 33 huesos que reciben el nombre de vértebras.

Entre ellas existe una especie de almohadilla que facilita la unión entre ambas: Se denomina disco intervertebral.

En la vértebra se puede distinguir un cuerpo, tres salientes laterales que reciben el nombre de **apófisis transversas** y un saliente posterior que será la **apófisis espinal**. Entre estas formaciones y el cuerpo existe un orificio que será el que utilizará la médula espinal para su recorrido.

La columna Vertebral está dividida en distintas regiones, las cuales serán, de arriba abajo:
- Región cervical: formada por siete vértebras.
- Región dorsal: formada por doce vértebras.
- Región lumbar: formada por cinco vértebras.
- Región sacra: formada por cinco vértebras unidas entre sí, constituyendo el hueso **Sacro**.
- Región coxígea: formada por cuatro vértebras unidas también, llamadas **Coxis**.

Esternón

Se trata de un hueso plano, alargado, que está situado en la zona central de la parte anterior del tórax. Tiene forma de puñal y se distingue tres zonas:
- Mango
- Hoja o Cuerpo
- Punta o Apéndice Xifoide.

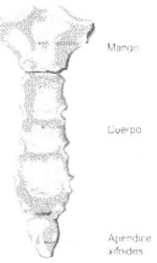

Costillas

Huesos planos, alargados, que adoptando una forma semicircular, nacen de las vértebras dorsales y van a parar al esternón. Existirán por lo tanto 12 pares de costillas. De ellas, las 7 primeras se unen directamente al esternón mediante una formación llamada cartílago. Se llamarán costillas **verdaderas**.

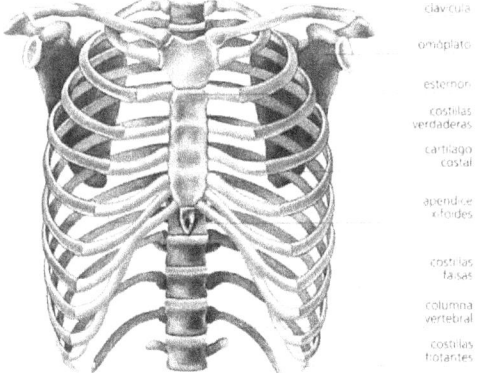

Debido a que la longitud del esternón sólo alcanza hasta la 7ª costilla, las costillas 8ª, 9ª y 10ª se unirán a ésta 7ª para quedar fijadas por ambos extremos. Serán las costillas **falsas**.

Por último existen 2 costillas por cada lado que sólo se unirán a su vértebra correspondiente permaneciendo en su extremo libre. Son las costillas **flotantes.**
Entre costilla y costilla de un mis
mo lado existe un espacio llamado **intercostal.**

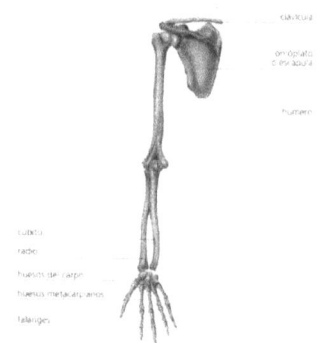

Huesos del miembro superior

Dicho miembro no puede unirse directamente a ninguna de las estructuras citadas anteriormente en el tronco y es por ello que necesitamos de una formación intermedia que sirva de puente entre dicho miembro superior y el tronco.

Esta formación recibe el nombre de **Cintura Escapular,** la cual está constituida por dos huesos.

Clavícula: hueso plano alargado que une el esternón con la escápula.

Escápula: hueso plano de forma triangular que se encuentra adosado a las costillas en la parte posterior del tronco. En dicho hueso se distingue una cavidad llamada glenoidea, que será el punto donde se articulará el brazo.

El miembro superior lo podemos dividir en tres partes:

Brazo

Lo integra un solo hueso, que se denomina **Humero**

Se trata de un hueso largo, con sus dos epífisis correspondientes; La superior se unirá a la escápula y la inferior se unirá al antebrazo.

Antebrazo

Lo componen dos huesos: **El Cúbito** por la parte interna y el **Radio** por la parte externa, son huesos largos.

Mano

Se encuentra divida en tres partes:

- **Carpo**: el cual está integrado por 8 huesos que se hallan situados en dos filas de 4 huesos cada una de ellas. La más superior la integran de fuera a dentro: **escafoides, semilunar, piramidal y pisiforme.** La fila inferior está integrada por: **trapecio, trapezoide, hueso grande y ganchoso.**

- **Metacarpo:** formado por 5 huesos que servirán de unión entre el carpo y cada uno de los dedos. Cada hueso recibe el nombre de **metacarpiano.**

- **Dedos:** hay 5, integrados cada uno de ellos por 3 huesos llamados Falanges, excepto el dedo pulgar, que sólo está integrado por 2. Los dedos se nombran de fuera a dentro: pulgar, índice, medio, anular y meñique.

Huesos del miembro inferior

De la misma forma que ocurría con el miembro superior, aquí también precisaremos de una formación que servirá de punto de unión de esta extremidad. En este caso se tratará de la **Cintura Pelviana,** la cual está integrada por un hueso que es el **Coxal**. Dicho hueso es el resultante de la función de tres huesos que son: **Ilion, Isquion y Pubis.**

El coxal
Se une al Sacro por su parte posterior, y en su porción anterior ambos coxales se articulan entre sí, formando la Sínfisis Púbica.
La unión de ambos coxales deja una cavidad que recibe el nombre de **Pelvis.**
El coxal tiene una zona articular, al igual que ocurría con la escápula, para unirse a la extremidad inferior. Esta cavidad recibe el nombre de **cotiloidea.**

El miembro inferior lo podemos dividir en tres partes:
- ➤ **Muslo**
  Lo forman el hueso más largo del cuerpo, el **Fémur.** El fémur posee dos extremos:
  - La extremidad superior está formada por la cabeza y el cuello del fémur y se articula con el hueso coxal.
  - La extremidad inferior la forman dos superficies esféricas llamadas cóndilos, los cuales se articulan con la tibia.
- ➤ **Pierna**
  Está formada por dos huesos largos, Uno más externo, el **Peroné** y otro situado internamente, la **Tibia.**
- ➤ **Pie**
  En él se distinguen tres partes:
  - **Tarso:** formado por 7 huesos, los cuales son: **astrágalo y calcáneo,** que darán lugar al talón. **cuboides, escafoides** y tres cuñas en la parte anterior del Tarso.
  - **Metatarso:** formado por 5 huesos también llamados **metatarsianos,** los cuales, al igual que ocurría en la mano, servirán de unión entre cada uno de los dedos y el tarso.
  - **Dedos:** su estructura es parecida a los dedos de la mano, existiendo tres falanges para cada dedo, excepto el dedo gordo que sólo tiene dos.

Los huesos para unirse entres sí precisan de unas estructuras especiales que les permiten al mismo tiempo, estabilidad y movilidad. La ciencia encargada del estudio de dichas estructuras se denomina: **Artrología.**

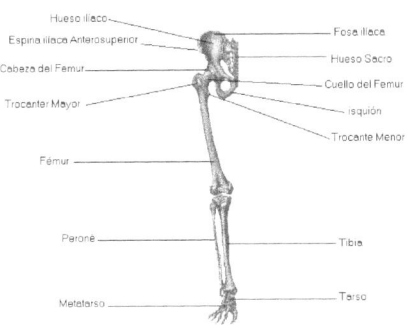

Articulaciones. Constitución

Para que se forme una articulación se necesitan una serie de elementos que vamos a describir a continuación. Estos elementos son:

- **Carillas articulares:** son las partes óseas que se ponen en contacto.
- **Cartílagos articular:** es una capa elástica "cartílago" que recubre la carilla ósea, evita el desgaste de éstas.
- **Sinovial:** membrana que tapiza el cartílago articular.
- **Líquido sinovial:** se encuentra en el interior de la membrana sinovial, es segregado por ella y tiene la función de lubricar la articulación.
- **Cápsula articular:** es una funda que cubre y protege a toda la articulación.
- **Ligamentos articulares:** son haces de tejido fibroso que situados por fuera de cápsula refuerzan a toda la articulación.

En algunas articulaciones, en las cuales las carillas articulares no se adaptan perfectamente, existe un elemento de relleno que se introduce en todos aquellos puntos en los cuales el contacto no es perfecto. A este otro elemento se le da el nombre de **Menisco**.

Clasificación

Atendiendo a la movilidad que puede existir en las distintas articulaciones del organismo, las dividiremos en:

- Sinartrosis: cuando no existe ninguna movilidad como ocurre en los huesos del cráneo.
- Anfiartrosis: cuando la movilidad está limitada, Ej.: Los huesos de la columna vertebral.
- Diartrosis: cuando existe una amplia movilidad, es el caso del hombro o de la rodilla entre otras.

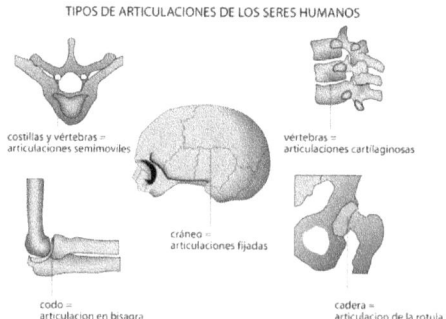

TIPOS DE ARTICULACIONES DE LOS SERES HUMANOS

costillas y vértebras = articulaciones semimóviles

vértebras = articulaciones cartilaginosas

cráneo = articulaciones fijadas

codo = articulacion en bisagra

cadera = articulacion de la rotula

Músculos. Conceptos y clasificación

Para que tenga lugar la movilidad de los huesos, se precisa de unas estructuras capaces de disminuir en longitud y que estén adosadas a los mismos. Estas estructuras se denominan **Músculos** y la ciencia que los estudia es la **Miología**.

Los músculos son órganos dotados de capacidad contráctil y, por lo tanto, capaces de asegurar la ejecución de todos los movimientos del cuerpo en conjunto o de una de sus partes. Están formados por fibras, que son en realidad las que se contraen y atendiendo a las características de estas fibras, clasificaremos a los músculos en:

- **Músculos esqueléticos**: vistas sus fibras el microscopio se observa que poseen unas estrías por lo que se les denomina de **fibra estriada.** Su contracción es **voluntaria,** de forma que originan movimientos voluntarios. Son los músculos que recubren lo huesos y los que les dan el movimiento adecuado.
- **Músculos de fibra lisa**: su estructura es distinta y los movimientos que producen son de tipo **involuntario,** actuando de forma reflejada sin que nuestra voluntad pueda actuar de una forma directa sobre su actividad Estos músculos forman parte de las vísceras y son encargados de sus movimientos. Dentro de este grupo, existe una excepción que la vejiga urinaria, la cuál es de fibra lisa pero sus movimientos son de carácter voluntario.
- **Músculo cardiaco**: su estructura es parecida a la del músculo esquelético pero su contracción es de carácter involuntario. Es el músculo que constituye el corazón, el cual está funcionando constantemente.

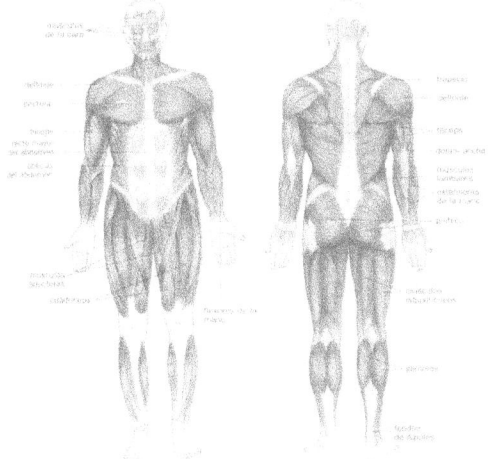

Fisiología

Como ya dijimos, el músculo desarrolla su actividad mediante la contracción. Ello se realiza por medio de un impulso nervioso, el cual actúa sobre sus proteínas que forman partes del propio músculo que son la actina y la miosina, las cuales serán las que producirán las contracciones. En toda contracción, hay un gasto de energía, la cuál es aportada en gran parte por la glucosa, está se ingiere a través de la alimentación.

Cuando un músculo no está contraído decimos que está relajado, pero esta relajado en condiciones normales nunca es completa, de manera que siempre existe un estado de pequeña contracción, que recibe el nombre de **Tono muscular**.

Músculos principales del cuerpo humano

➢ **Cabeza -Cráneo:**

- Frontal
- Occipital
- Temporal

Estos músculos reciben el nombre del hueso que tapizan.

- ➤ **Cara y cuello:**
  - Masetero, sirve para la masticación.
  - Orbicular de los labios.
  - Esternocleidomastoides, que gira la cabeza.
  - Trapecio, constituye la nuca.
- ➤ **Tronco: (**En la parte anterior)
  - Pectoral mayor y menor
  - Serrano mayor.
  - Intercostales entre las costillas
  - Rectos del abdomen
  - Oblicuos mayor y menor.
  - Transverso.
- ➤ **Tronco:** (En la parte posterior)
  - Dorsal del ancho.
  - Cuadro de los lomos.
  - Psoas ilíaco.
- ➤ **Cintura escapular:**
  - Subescapular
  - Supraespinosos
  - Infraespinoso
- ➤ **Miembro superior:**
  - **Brazo:** bíceps, en la parte anterior y tríceps, en parte posterior.
  - **Antebrazo:** músculos flexores y extensores.
  - **Mano:** eminencia tenar, corresponde al dedo pulgar; eminencia hipotenar, corresponde al dedo meñique.
- ➤ **Cintura pelviana:** músculos glúteos mayor, medio y menor, músculo obturador.
- ➤ **Miembro inferior:**
  - **Muslo:** cuádriceps (levanta la pierna) abductores, (aproximan el muslo), sartorio.
  - **Pierna:** tibial anterior, peroneo lateral corto y largo.
  - **Pie:** músculos pedio.

En este punto sólo hemos mencionado aquellos músculos más importantes. No pretendemos que usted se los aprenda de memoria, sino que tenga una idea de conjunto y del funcionamiento de los mismos.

Patología ósea

Dentro de las alteraciones que pueden afectar a los huesos las más importantes son:

- **Fractura completa o incompleta.** según se trate de una fractura que abarque toda la anchura del hueso o sólo parcialmente.
- **Fractura con desviación o son desviación.** según que los fragmentos se encuentren alineados o no.

- **Fracturas cerradas o abiertas:** dependiendo de que los fragmentos permanezcan en el interior de las partes blandas o por el contrario desgarren éstas y aparezcan en el exterior.

Osteomalacia

Es una afección del hueso debida a una falta de vitamina D; con ello el hueso se hace blando, no pudiendo soportar el peso al cual está sometido y por lo tanto se deforma.

Osteoporosis

Es una destrucción en el interior del hueso apareciendo una serie de lagunas, que hacen que este hueso se haga más frágil y por lo tanto se pueda romper con mucha facilidad. Esta es una enfermedad típica de los ancianos.

Osteitis

Es la inflamación del hueso. Puede ser de origen infeccioso, por ejemplo la tuberculosis ósea.

Osteomielitis

Inflamación conjunta del hueso y médula ósea, puede ser también de origen infeccioso.

Tumores óseos

Malignos: el más importante pro su gravedad es el osteosarcoma que además tiene la características de aparecer normalmente en gente joven.
Benignos: como por ejemplo el osteoma.

Patología articular

Entre las lesiones más importantes que pueden afectar a una articulación podemos destacar las siguientes:
- ✓ **Luxación:** consistente en la separación de los huesos que integran la articulación.
- ✓ **Artrosis:** es la degeneración del cartílago articular con posterior desgaste de las carillas articulares y por lo tanto disminución de la movilidad de las mismas. Enfermedad típica de las personas de edad.
- ✓ **Artritis:** es la inflamación de la articulación. Aquí en principio no hay desgaste pero sí existe dolor y disminución de la movilidad.
- ✓ **Artralgia:** es el dolor en una articulación pudiendo deberse a una contusión o ser un síntoma de una enfermedad sistemática.
- ✓ **Rotura de menisco:** debida, generalmente a un golpe o a un movimiento brusco, muy común en deportistas, debido a los grandes esfuerzos que hacen.
- ✓ **Reumatismo poli articular agudo:** es de origen infeccioso o alérgico que afecta a las articulaciones de las extremidades. Relacionada con amigdalitis de repetición. Puede ser una enfermedad grave si no se trata con convenientemente.

Patología muscular

Los procesos que pueden afectar las estructuras musculares más comunes son:

✓ **Esguince:** consiste en un alargamiento o elongación de las fibras musculares. Puede ser debido a un esfuerzo violento o a una contusión. Si la lesión que provoca el esguince es demasiado fuerte se puede llegar a producir una rotura muscular, con la consiguiente impotencia de la zona afectada.

✓ **Miositis:** es la inflamación del músculo, puede ser de causa infecciosa o traumática.

✓ **Contracciones persistentes:** en el caso de la tortícolis, en la cual el músculo esternocleido-mastoide se encuentra contracturado (contraído sin poderse relajar) y por lo tanto produce dolor al movilizarlo.

✓ **Mialgia:** es un dolor en el músculo; cuando aparece en la zona lumbar recibe el nombre de lumbalgia.

✓ **Tumores musculares:** pueden ser benignos, como es el caso del fibroma, o bien malignos como son los miosarcosma.

Terapéutica ósea

Dentro de conjunto de acciones que la medicina dispone para combatir las afecciones antes citadas tenemos:

- En las fracturas, lo primero que se ha de hacer es colocar los fragmentos óseos alineados, en caso de que estuvieran desviados e introducirlos en el interior, si se trata de una fractura abierta. Una vez hecho esto, el paso siguiente será inmovilizar la zona fracturada. La forma de inmovilización dependerá de la zona lesionada. En general se realizará un vendaje de yeso el cual permanecerá un cierto tiempo que irá en relación con el hueso que se ha fracturado y con el tipo de fractura.

Otros tratamientos consistirán, atendiendo al tipo de lesión, en:

- Administración de vitaminas D y calcio.
- Antibióticos del tipo Penicilina, Tobramicina, etc.
- En el caso de la tuberculosis ósea se realizará un tratamiento antituberculoso.
- Antiinflamatorios del tipo de Pirazolana.
- Cirugía, la cual se empleará en las fracturas de difícil tratamiento y siendo una técnica frecuente la osteosíntesis, la cual consiste en la unión del fragmento óseo mediante clavos, placas o tornillos. La cirugía se empleará especialmente en los tumores.

La terapéutica es un apartado exclusivamente para el médico, si ponemos algunos tratamientos es para que la auxiliar se vaya acostumbrando a conocer ciertos nombres que en un próximo futuro, tendrá que ir asimilando.

Terapéutica articular

Se basará fundamentalmente en un reposo absoluto además del tratamiento específico de cada caso. En el caso de las luxaciones se deberá, en primer lugar, recomponer los elementos articulares y después inmovilizar. En la artritis, además del reposo, se darán antiinflamatorios, si es causa infecciosa se utilizarán también antibióticos. Otras medidas terapéuticas serán los corticoides, las sales de oro, los rayos infrarrojos y de onda corta, etc. La cirugía se empleará en las artrosis muy avanzadas o en los casos de luxaciones que se repiten con frecuencia. La menisectomía es la extracción del menisco.

Terapéutica muscular

En general, los dolores musculares disminuyen merced al calor, el cual se puede administrar de forma directa como son las bolsas de agua o bien mediante pomadas, linimentos o radiaciones como son los rayos infrarrojos. Además del calor es aconsejable el reposo de la zona afectada, lo cual como hemos visto hasta ahora, es una forma de terapéutica que se va repitiendo en todo el aparato locomotor. También son utilizados los antibióticos y los antiinflamatorios.

Por último podemos utilizar la cirugía, la cual servirá, entre otras cosas, para reponer una rotura muscular o extirpar un tumor.

TEMA 3

METABOLISMO Y NUTRICIÓN

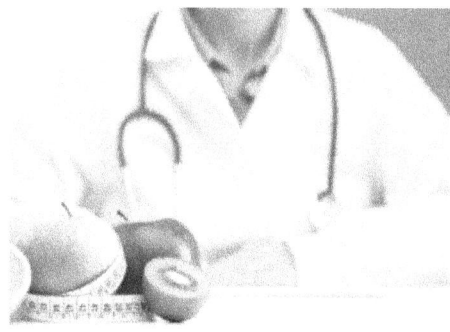

Conceptos

> **Nutrición:** es la combinación de fenómenos por los cuales los organismos vivos reciben y utilizan los materiales (alimentos) para conservar sus funciones, para el crecimiento y la renovación de sus componentes.

> **Dietética:** ciencia y arete de utilizar las dietas y aplicar los principios básicos de la nutrición y el metabolismo, en los diversos estados de salud y enfermedad; la ciencia incluye el conocimiento de la composición de los alimentos.

Los alimentos

Los alimentos constituyen todos los materiales sólidos y líquidos ingeridos en el aparato digestivo que se utilizan para conservar y sintetizar tejidos corporales, regular fenómenos vitales y proporcionar calor, y de esta manera conservar la vida. Están constituidos por varios compuestos químicos o mezcla de ellos. Dicho compuesto y elementos son: Proteínas, carbohidratos, grasas, minerales, vitaminas y agua, y puedan clasificarse en orgánicos e inorgánicos.

> **Compuestos orgánicos:** proteínas, grasas, carbohidratos y algunas vitaminas.

> **Compuestos inorgánicos:** agua y minerales: calcio, fósforo, sodio, potasio, azufre, cloro, hierro, yodo, cobre, etc. Dichos compuestos tienen misiones específicas en la nutrición corporal.

a.- Participan en la síntesis y reparación de los tejidos.

b.- Proporcionan calor y energía mecánica.

c.- Participan en la regulación de los fenómenos corporales.

Metabolismo

Metabolismo es un término que proviene del griego y significa cambio o intercambio. Es el fenómeno químico de transformación de alimentos en elementos tisulares complejos y de las sustancias corporales complejas en sencillas, proporcionando calor y energía.

En el metabolismo por **Anabolismo** el proceso constructivo por medio del cual, las sustancias simples, se convierten en compuestos más complejos; para conseguir la formación, conservación y reparación de tejidos (metabolismo de sustancias) y por **Catabolismo**, la desintegración de tejidos en constituyentes más sencillos para la producción de energía y excreción de materiales de desecho (metabolismo energético).

Cuando el Anabolismo supera o excede al Catabolismo, hay más materiales que se depositan en el cuerpo de los que utilizan, lo que permite el crecimiento y el desarrollo. Si el catabolismo excede al anabolismo la desintegración es más rápida que la integración y el cuerpo pierde sustancias y peso.

La salud comportará equilibrio entre estos dos procesos opuestos.

Alguno de los **factores** que **incrementan** el **anabolismo** son:
- El aumento en el aporte de materiales básicos (alimentos).
- El descanso.
- Secreciones endocrinas como la insulina.
- Algunas hormonas suprarrenales y sexuales.

Alguno de los **factores** que **aumenta** el **catabolismo** son los siguientes:
- Fiebre.
- Toxinas bacterianas.
- Fracturas.
- Quemaduras.
- Algunas secreciones endocrinas (tiroxina).

Metabolismo energético
El metabolismo energético, puede definirse como las reacciones químicas en la oxidación de los alimentos (proteínas, grasas y carbohidratos) por las que se producen energías y se genera calor. Para valorar esta energía se usa la unidad llamada caloría que es la cantidad de calor necesaria para aumentar en un grado centígrado la temperatura de un litro de agua.

Metabolismo total y basal
Si efectuamos el cálculo de nuestras necesidades veremos que existe un metabolismo denominado basal, y un metabolismo denominado total o requerimiento de energía total.

El metabolismo basal, es la producción mínima de calor corporal, esto es, el metabolismo corporal en descanso, en estado de ayuno, e indica la energía necesaria para que el cuerpo es descaso conserve sus fenómenos vitales: latidos cardíacos, circulación de la sangre, respiración, función renal y las reacciones mecánicas y químicas vitales.

Los factores que modifican el metabolismo basal son múltiples, entre ellos tenemos:
- ✓ La superficie corporal. A mayor superficie corporal, mayor metabolismo basal.

✓ El sexo. El varón posee un metabolismo basal más elevado que la mujer. Aunque en ésta aumenta el metabolismo en la menstruación, embarazo, lactancia, etc.

✓ Edad. Aumenta en los períodos de crecimiento rápido. En los adultos existe un descenso lento.

✓ Obesidad. El metabolismo disminuye cuando existe tejido adiposo inactivo.

✓ Las secreciones endocrinas.

✓ El estado de nutrición. En la desnutrición puede disminuir incluso un 50%

La necesidad energética basal es de 25 calorías por kg. de peso.

Metabolismo total o requerimiento energético total. Para valorar las necesidades calóricas de cada individuo deberemos tener en cuenta los siguientes factores.

1.- La necesidad energética basal.
2.- Edad y crecimiento.
3.- Peso corporal.
4.- Sexo.
5.- Salud.
6.- Embarazo y lactancia.
7.- Acción dinámica específica de los alimentos.
8.- Clima.
9.- Actividad Física. El trabajo muscular es el factor más importante para modificar las necesidades energéticas. Variando muchísimo los requerimientos según se efectúe un trabajo sedentario o no.
Existen tablas en las que se han calculado las necesidades según cada tipo de trabajo específico.

Raciones calóricas recomendables diarias totales con base en el hombre y en la mujer tipo, es decir, que vivan en un clima templado y que pesen de 70 a 58 kg., con una actividad física moderada son:

Individuo de 70 kg. de 1,75 m. (varón)
- De 18 años a los 35 años .... 2.900 cal.
- De 35 años a los 55 años .... 2.600 cal.
- De 55 años a los 75 años .... 2.200 cal.

Individuo de 58 kg. de 1,63 m. (mujer).
- De 18 años a los 35 años .... 2.100 cal.
- De 35 años a los 55 años .... 1.900 cal.
- De 55 años a los 75 años .... 1.600 cal.

Sustancias nutritivas. Su estudio. Su composición
Vamos a estudiar las sustancias nutritivas en el siguiente orden:
- **Carbohidratos**
- **Grasas y ácidos grasos**
- **Proteínas y aminoácidos**

- **Minerales y agua**
- **Vitaminas**

Carbohidratos

Los carbohidratos proporcionan la mayor parte de la energía necesaria para el movimiento, el trabajo y la vida. En ellos se incluyen los almidones y los azucares.

Se clasifican en:

- Azúcares sencillos o monosacáridos.
- Azúcares compuestos por dos sencillos o disacáridos.
- Azúcares con varios monosacáridos o polisacáridos.

Los monosacáridos más importantes son: La Glucosa, la Fructosa, Galactosa.

La Glucosa (Azúcar de uva), abunda en frutas, maíz, en algunas raíces y en la miel. Los demás carbohidratos digeribles son desdoblados o cambiados en la digestión hasta llegar a la etapa de glucosa, que es la forma de monosacárido que se encuentra normalmente en la sangre. La glucosa es almacenada en el hígado y en los músculos en forma de glucógeno.

La Fructosa: (levulosa o azúcar de frutas), se encuentra en la miel, frutas y verduras.

La Galactosa: (o azúcar de leche), no está libre en la naturaleza y proviene de la hidrólisis de la lactosa. (Hidrólisis: reacción química en la que añadiéndole agua a una sustancia la desdoblamos en otras más sencillas.)

Los disacáridos más importantes son: La Sacarosa, la Maltosa y la Lactosa.

La Sacarosa, es el azúcar corriente y al desdoblarse da glucosa y fructosa.

La Maltosa, o azúcar de malta (se utiliza en la elaboración de la cerveza), da, por hidrólisis, glucosa.

La lactosa, o azúcar de leche no se encuentra en las plantas y sí en la leche de los mamíferos; al desdoblarse da glucosa y galactosa.

Los polisacáridos más importantes son: Almidón, el Glucógeno y la Celulosa.

El Almidón: se encuentra en granos, verduras y otras plantas. Los almidones están contenidos en las células vegetales. Es necesaria su trituración o cocción para que el polisacárido pueda ser disponible para la digestión. Su desdoblamiento acaba en la etapa de la glucosa.

El Glucógeno, (almidón animal) es la forma de reserva de carbohidrato del hombre y de los animales. Más o menos un tercio de los carbohidratos se almacenan en el hígado en forma de glucógeno. Gran parte de los carbohidratos consumidos diariamente sobrepasan las necesidades energéticas inmediatas y la capacidad de almacenamiento por lo cual son transformados rápidamente en grasas y almacenados en los tejidos adiposos.

La Celulosa, es el armazón celular de las plantas, resistiendo la digestión humana, siendo útil por sus propiedades laxantes, ya que al no ser digerida efectúa una labor de arrastre en el intestino.

Los carbohidratos son importantes en la digestión porque:
- ✓ Los necesitan los tejidos corporales.
- ✓ Proporcionan energía y calor rápidamente evitando así el consumo de proteínas.
- ✓ Son necesarios para quemar las grasas, evitando que queden residuos, que crearían un estado de acidosis.
- ✓ El glucógeno actúa como neutralizante.
- ✓ Son importantes por suministrar energía al sistema nervioso y mantener la integridad funcional

Necesidad diaria de carbohidratos
Es difícil precisar la ración mínima de carbohidratos, pero un adulto normal precisa aproximadamente 500 calorías provenientes de carbohidratos al día, cifra que debe ser descubierta por la dieta o bien obtenida a partir de transformación de las proteínas o grasas en carbohidratos, que ya directamente podemos metabolizar.

Grasas
Fuentes de grasas y su metabolismo
Los alimentos que aportan la mayor parte de grasas al organismo son: aceites vegetales, derivados lácteos, aceites animales, carne de cerdo, pescado azul, etc. Estas grasas sufren en el tubo digestivo una modificación para que puedan ser absorbidas convirtiéndose en ácidos grasos, de aquí pasan a los linfáticos y a la sangre. En el hígado son nuevamente transformadas. En la sangre se encuentran en forma lípidos, triglicéridos, ácidos grasos, colesterol, fosfolípidos.

Destino de las grasas absorbidas
- ➢ Se depositan como grasas de reserva en: panículo adiposo, epiplón, mesenterio etc., en forma de triglicéridos.
- ➢ Forman parte de la constitución de ciertas estructuras como las membranas celulares.
- ➢ Actúan como medio de transporte de otras substancias en la sangre.
- ➢ Entran a formar parte de la constitución de ciertas hormonas y vitaminas.

Necesidad de las grasas
El régimen de alimentación del hombre sano debe contener alrededor de 1 gramo de grasa por cada Kg. de peso como mínimo y no sobrepasar 120 gramos al día. La cantidad relativa de grasa para la dieta, normal oscila entre el 30-35% de valor calórico total, ya que es posible que un aporte más importante de grasas favorezca la arterioesclerosis.

Un régimen carente de lípidos no acarrea ningún trastorno notable, (siempre que esté asegurado el aporte calórico, a partir de los hidratos de carbono y proteínas) y, a condición de que se administren los ácidos grasos esenciales (ácidos que el organismo no es capaz de sintetizar, cuya ausencia puede dar alteraciones).

Proteínas y aminoácidos

Las proteínas están compuestas por varias sustancias de estructura más simple llamadas aminoácidos. Son indispensables para el crecimiento y desarrollo del ser humano, ya que forman parte de todas las células, todos los enzimas y algunas hormonas.

Algunos aminoácidos no pueden ser fabricados por el organismo y son imprescindibles para el mismo. Son los llamados **aminoácidos esenciales**. Es, por tanto, indispensable que la dieta los contenga. Su carencia conduce a deficiencias de algunas partes del organismo.

Fuentes de proteínas naturales

El ser humano obtiene con su alimentación, las distintas proteínas provenientes de las plantas y de los animales.

Proteínas animales:
- Colágeno en el tejido conectivo.
- Miosina en el músculo.
- Fibrinógeno en el plasma.
- Queratina en los pelos.
- Caseína en la leche.
- Albúmina en el plasma.
- Globulina en el plasma.

Proteínas Vegetales:
- Glutaminas (trigo, arroz)
- Prolaminas (trigo, arroz, maíz)
- Gluten (trigo y centeno)

Se considera a las proteínas de origen animal (carne, pescado, productos lácteos, y huevos) de mejor calidad que las de origen vegetal por un mayor contenido de aminoácidos esenciales.

Destino de los aminoácidos alimentarios

En el intestino tiene lugar la hidrólisis de las proteínas que se había iniciado en el estómago, llegando a obtenerse aminoácidos que son absorbidos y conducidos a través de la vena porta al hígado donde se transforman y son utilizados por los distintos órganos y tejidos.

Cantidad diaria de proteínas

La cantidad aconsejada de proteínas que deben ingerirse diariamente debe asegurarse un nivel óptimo de salud y rendimiento. Esta cantidad es siempre superior al mínimo proteico: 1 gramo de proteínas por Kg. de peso y día y así se aconseja:
- 70 gr. de proteínas por día en el hombre.
- 60 gr. de proteínas pro día en la mujer.
- Embarazo añadir 20 gr. al mínimo de proteico.

- En la lactancia añadir 40 gr. al mínimo proteico.

Minerales y agua
Varios elementos minerales son necesarios al cuerpo humano. Nos son ingeridos en estado mineral, sino como sales orgánicas es decir, formando parte de otros alimentos, excepto la sal de cocina o cloruro sódico. (Cl Na).

Cloro y Sodio (sal): 10 gr. al día: el cloruro sódico es necesario para mantener las reacciones químicas y las constantes del organismo. Es necesario para mantener la tensión arterial así como el buen funcionamiento de los riñones. Condimentando normalmente los alimentos y siendo éstos variados, se produce habitualmente deficiencia de sal. Ésta se prohíbe en algunas enfermedades en las cuales el organismo no la puede eliminar debidamente.

Potasio (k): de 2 a 5 gr. al día. El potasio es imprescindible para el buen funcionamiento de todas las células. El corazón es el órgano más sensible a las variaciones del mismo. Así una hiperpotasemia puede dar un paro cardíaco.

Fósforo: 950 mgr. al día. Está relacionado con el metabolismo del Calcio.

Hierro: 12 mgr. por día (en la mujer 15mgr.) El cuerpo humano contiene unos cuatro gramos de Hierro en total, la mayor parte del mismo, forma parte de la Hemoglobina, sustancia contenida en los Hematíes o glóbulos rojos que tienen la importantísima misión de transportar el oxígeno de la sangre a los tejidos. Los alimentos que contienen Hierro son la mayor parte de las carnes, hígados, huevos, habas, lentejas, etc.

Yodo: variable, se obtiene de los pescados, vegetales, leche y agua. La importancia de este elemento reside en que forma parte de la Glándula libera hormona tiroidea compuesta principalmente por yodo.

Flúor: variable. Es necesario para la formación del esmalte de los dientes.

Cobre: variable: Se obtiene principalmente de las legumbres.

Cobalto, estroncio, cinc, manganeso, también son sustancias indispensables para el organismo.

Agua: es un alimento indispensable. De cada 10 kg. de peso corporal seis son de agua. El agua es un alimento sin valor energético, es decir, no aporta calorías.

El requerimiento de agua es aproximadamente de **1 ml por caloría** y por día. Así con una dieta de 2.500 calorías, precisaremos de 2.500 ml de agua para reponer las pérdidas de la misma que son las siguientes:

- Pérdidas por la piel .... 600 ml.
- Pérdidas por la orina .... 1.400 ml.
- Pérdidas por el pulmón .... 400 ml.
- Pérdidas por las heces .... 100 ml.

Vitaminas

Son sustancias imprescindibles para el cuerpo humano que no pueden ser sintetizadas por él mismo, debiendo ser aportadas por medio de los alimentos.

Las vitaminas, partes constituyentes de la alimentación, son de importancia vital, capaces de desarrollar su acción casi siempre a dosis mínimas. No aportan energía. Son sustancias reguladoras en los procesos de nuestro organismo. Las vitaminas pueden perder su actividad, ya sea al cocinarlas por el calor, (vitaminas B y C) o bien porque existen antivitamínicos que impiden o bloquean su acción.

Clasificación de las vitaminas

De acuerdo con sus propiedades se clasifican en dos grupos:

- o Vitaminas solubles en agua o Hidrosolubles: Grupo de vitaminas del complejo B, PP y C.
- o Vitaminas solubles en grasas o Liposolubles: Vitaminas A, D E y K

Vitaminas hidrosolubles

Complejo B

Tiamina o vitamina B: Necesidades: 0, 8 a 1,2 mg. día
Fuentes naturales: cereales, levadura de cereza, carne, hígado, huevos, queso y legumbres verdes y secas.

Pérdidas: La cocción ocasiona una pérdida del 25%.
Su carencia produce alteraciones nerviosas.

Ribloflavina o vitamina B2: Necesidades diarias de 1,2 a 1,7 mgr. día.
Fuentes naturales: hígado de vaca, leche, huevos, carnes magras, carne de cerdo, trigo entero, germen y avena.

Su carencia produce trastornos de crecimiento, falta de fuerza, pérdida de peso, estomatitis, queratitis, seborrea nasolabial, etc.

Ácido Nicotínico o Vitamina PP: Necesidad diaria: 13 a 19 mgr.
Fuentes naturales: levadura de cerveza, hígado, carnes magras, aves.
Su carencia produce: pelagra, diarreas, dermatitis, anorexia, inflamación de mucosas.

Piridoxina o Vitamina B6: Necesidad diaria: semejante a las de la tiamina.
Fuentes naturales: hígado de ternera, carnes, pescado, legumbres, etc.
Su carencia produce anemias hipocromas.

Ácido pantoténico: Necesidad diaria: 10 mgr.
Fuentes naturales: hígado, yemas de huevo, riñones, levadura de cerveza y las hortalizas frescas.
Su carencia no produce problemas.

Ácido fólico: Necesidad diaria: 50 gammas.

Fuentes naturales: hortalizas frescas, frutas frescas, hígado, huevos, levadura de cerveza. Su carencia produce anemia megaloblástica, glositis, alteraciones gastrointestinales.

Ácido Ascórbico: necesidades diarias: 70 mgr.
Fuentes naturales: frutas frescas, verduras, jugos de naranja, limón, tomate.
Su carencia produce escorbuto (lesiones tubo digestivo, hemorragias, etc.)

Citrina: (no es la vitamina C y se halla en la cáscara del limón.)

Vitaminas liposolubles

Vitamina A: necesidades diarias: 6 gammas ó 20 unidades internacionales por kg. de peso.
Fuentes naturales: hojas verdes de las plantas, tallos jóvenes y plantas con carotenos (color rojo y amarillo) maíz, patatas.
Su carencia produce trastornos del crecimiento, trastornos de la reproducción, alteraciones en la piel, xeroftalmia conjuntival, reducción de la visión en la oscuridad o hemeralopía.

Destrucción: la cocción por encima de los 100%. La hipervitaminosis puede provocar alteraciones en el organismo.
Vitamina D: necesidades diarias: 400 unidades internacionales (U.I) son precisas para evitar el raquitismo.
Fuentes naturales: en el adulto no es necesario suplementar la vitamina D ya que la dieta y el paso de la provitamina D existe en la piel mediante la luz solar, la vitamina D ya es suficiente.
Vitamina K: necesidades diarias: 0,5 gammas por kg. de peso.
Fuentes naturales: hortalizas, espinacas, coliflor, repollo y tomate, riñón e hígado. Su carencia produce alteraciones del tiempo de coagulación prolongándolo y facilitando las hemorragias.
Vitamina E: necesidades diarias: 10 a 30 mgr.
Fuentes naturales: aceite de germen de trigo.
Su carencia produce degeneración de tejidos. Actualmente en nuestros días es raro encontrar enfermedades debidas a déficit total de vitaminas. Reservándose dichos cuadros para la historia de la Medicina en nuestro país.

Alimentos según su capacidad nutritiva
Los alimentos se clasifican en:
> ➤ Grupo 1: leche y derivados. Función plástica. Participan en la formación y mantenimiento de las distintas estructuras del organismo. Son alimentos proteicos y su poder energético depende de la grasa que acompañe a las proteínas.
> ➤ Grupo 2: carnes, pescados y huevos. Función plástica. Son alimentos que incorporan proteínas de alto poder biológico, hierro y vitaminas del grupo B. Son igual de necesarias las proteínas de la carne como la de pescado, aunque el pescado se considera más saludable por su contenido en grasas omega 3. Los huevos también son ricos en nutrientes esenciales.
> ➤ Grupo 3: patatas, legumbres, frutos secos. Función plástica y energética. Energética en el sentido de que aportan energía gracias al contenido en

hidratos de carbono. En cuanto a las legumbres aportan proteínas de origen vegetal de alto contenido biológico y fibra. Los frutos secos aportan ácidos grasos monoinsaturados y poliinsaturados, y vitaminas del grupo B.

> Grupo 4: verduras y Hortalizas. Función reguladora. El Código Alimentario Español indica que las hortalizas son cualquier planta herbácea hortícola que se puede utilizar como alimento, ya sea en crudo o cocinado y las verduras son las hortalizas en las que la parte comestible está constituida por sus órganos verdes (hojas, tallos, inflorescencia). Aportan grandes cantidades de vitaminas, minerales y oligoelementos, fibra (especialmente soluble), además de un alto porcentaje de agua y pocas calorías de su baja proporción en hidratos de carbono, proteínas y grasas.

> Grupo 5: frutas. Función reguladora. Su importancia en la dieta es similar a la del grupo 4, verduras y hortalizas, además son ricas son azúcares del tipo de la sacarosa, fructosa y glucosa pero con un aporte calórico bajo.

> Grupo 6: cereales y derivados, azúcar y dulces. Función energética. Aportan calorías de sus carbohidratos (los de los cereales más densos y nutritivos que otras fuentes de hidratos de carbono). Importante también la aportación de vitaminas del grupo B.

> Grupo 7: grasas, aceite y mantequilla. Función energética. El aporte calórico debe proceder tanto de este grupo como del anterior, por la diferencia de elementos que tiene cada uno. Este grupo es rico en vitaminas liposolubles.

Bases para una dieta adecuada

✓ Proteínas, carbohidratos, grasas, vitaminas, minerales, celulosa y agua necesitan ser aportadas por comidas diarias en cantidades suficientes para cubrir las necesidades corporales.

✓ Las proteínas animales son aportadas por las carnes (músculos y vísceras), pescados, aves de corral, huevos, leche y productos lácteos como el queso.

✓ Las proteínas vegetales son proporcionadas por nueces, leguminosas, granos y algunas verduras y frutas. Se necesita una mezcla de ambos tipos de proteínas para proporcionar los aminoácidos esenciales.

✓ Los carbohidratos, son aportados por granos, frutas, verduras, almidones y azúcares.

✓ El individuo recibe las grasas por medio de "lípidos invisibles" como carnes, huevos, quesos y nueces, y "visibles" como mantequilla, margarina, aceites, cremas y productos de crema.

✓ Vitaminas y minerales son abastecidos por carnes, pescados, aves de corral, huevos, leche y derivados, nueces, leguminosas, granos y algunas mediante, frutas y verduras. El agua llega en forma original o incorporada a los alimentos líquidos diversos.

Una dieta equilibrada debe contener el suficiente número de calorías adecuada a la edad, sexo, crecimiento, lactancia y trabajo físico diario. No necesita las mismas calorías un niño de 12 años, que un anciano de 80 años.

TEMA 4

EL APARATO DIGESTIVO

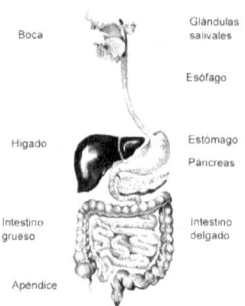

Boca
Glándulas salivales
Esófago
Hígado
Estómago
Páncreas
Intestino grueso
Intestino delgado
Apéndice

Introducción

La función principal del aparato o sistema digestivo es la de trituración, digestión y absorción de los diferentes alimentos ingeridos en la dieta, los cuales a través de la sangre llegarán a las múltiples células del organismo.

Anatomía del aparato digestivo

El aparato digestivo consta de las siguientes partes:

➢ Cavidad bucal y glándulas salivares.
➢ Faringe.
➢ Esófago.
➢ Estómago.
➢ Intestino delgado.
➢ Intestino grueso.
➢ Hígado.
➢ Páncreas.

Cavidad bucal

Es una cámara de tamaño variable situada entre los paladares óseo y blando por arriba y los tejidos que componen el suelo de la boca por debajo. Sus límites laterales están formados por los carrillos y los dientes. Posteriormente termina en la abertura del buco-faringe, formada por el paladar blando con la úvula o campanilla, la base de la lengua y las amígdalas.

Lengua: es un órgano músculo-fibroso que puede cambiar de forma y proyectarse en todas las direcciones. La porción posterior de la misma, llamada base de la lengua, se une por debajo a la cara anterior de la faringe. En la superficie de la lengua se hallan unos receptores sensitivos denominados botones gustativos o **papilas** gustativas, la cuáles intervienen en el sentido del gusto.

Los dientes: son órganos modificados de tejido conectivo, alojados en los bordes de los huesos maxilar superior e inferior.

Un diente consta de:

• Una porción central, denominada **pulpa,** que está formada por el tejido conectivo, vasos y nervios.
• Una sustancia calcárea que envuelve la pulpa, llamada **dentina**, que forma el cuerpo del diente.
• Otro tejido más duro que la dentina denominado **esmalte** situado en la superficie.

La porción de dientes que inserta en un alveolo del maxilar, es la **raíz** y la porción sobresaliente es la **corona**. Según se forma la corona que presenta cada diente, este recibe distintos nombre, incisivo, canino, molar, etc.

Disposición de los dientes
Están situados siguiendo la curva maxilar superior e inferior.

Hay dos tipos de dentición: una dentición perecedera o primera detención (más comúnmente llamada de "leche") y una dentición definitiva.

La primera dentición se compone de 20 piezas dentarias: 8 incisivos, 4 caninos, 8 premolares y 12 molares.

Las encías: están formadas por tejido conectivo muy vascularizado, y cubierta por la mucosa bucal, que recubre los bordes alveolares.

Las glándulas salivares: son órganos encargados de la secreción se saliva y existen en número de tres a cada lado de la cavidad bucal.

La glándula parótida, es la más voluminosa. Está situada por debajo del oído y por detrás del maxilar superior, en la boca.

La glándula Submaxilar, se sitúa en el suelo de la boca y su conducto se abre cerca del frenillo de la lengua.

La glándula Sublingual, es la más pequeña de las glándulas salivares, también se encuentra en el suelo de la boca, y sus secreciones desembocan en la cavidad bucal por varios conductos.

Faringe
Es un conducto músculo-membranoso, suspendido por delante de las vértebras cervicales desde la base del cráneo. Consta de tres porciones: (nasofaringe, bucofaringe y laringofaringe).

La nasofaringe, es la porción más alta y está relacionada con el aparato respiratorio, aunque también comunica con el aparato digestivo.

La bucofaringe, está situada junto a la porción más posterior de la cavidad bucal y se abre caudalmente a la laringofaringe.

La laringofaringe, es la porción más inferior de la faringe, se continúa caudalmente con el esófago. Esta zona es de gran importancia, pues en ella se halla la laringe, órgano que pertenece al aparato respiratorio y a su vez posee una estructura prominente denominada epiglotis y su función principal, sería la de impedir el paso de alimentos, al aparato respiratorio, en el momento de la deglución.

Esófago
Es un órgano músculo-fibroso, que se extiende desde el extremo inferior de la faringe, hasta el extremo superior del estómago, atravesando el músculo

diafragma e instalándose en la cavidad abdominal. Mide aproximadamente unos 25 cm, de longitud.

Estomago

Es una porción dilatada y móvil del tubo digestivo, con forma de gaita. El punto donde se une el esófago y el estomago, se denominada cardias; a la izquierda de este punto el estómago parece abombarse y crecer hacia arriba; es la zona más alta del mismo y por lo tanto donde se acumula el aire; recibe el nombre de **fundus.** El extremo inferior del estómago que se continuará con el duodeno se llama **píloro** y la porción de estómago situada por encima de éste es el llamado **antro pilórico.**

El estomago está recubierto por una mucosa con gruesos pliegues longitudinales, que le proporcionan la movilidad necesaria para la digestión; entre ellos hay unas estructuras llamadas criptas, en las cuales se abren las glándulas gástricas, que segregarán las diferentes substancias que colaboran en la digestión de los alimentos.

Estás glándulas son: glándulas mucosa, parietales, principales y células del antro.

Intestino delgado

Es un tubo que se origina en el estómago y termina en el intestino grueso, se halla plegado sobre sí mismo. Su longitud es de 6 a 7 metros aproximadamente.

Consta de tres partes: (duodeno, yeyuno e ileón)

Duodeno, el intestino delgado comienza con el duodeno que es la porción más corta (mide 30cm), y en la que desembocan el conducto pancreático y el colédoco, conductos que proceden del páncreas y el hígado respectivamente.

Yeyuno e íleon, las tres cuartas partes del intestino delgado, lo forman el yeyuno e íleon, siendo imposible separarlos entre sí, por cuanto no existe una diferenciación neta. En su mucosa se hallan gran cantidad de acumulo de células linfáticas, que reciben el nombre de placas de Peyer. La mucosa del intestino se dispone formando unas vellosidades que aumenta la superficie de absorción y de esta forma se puede efectuar mucho mejor la reabsorción y asimilación de los alimentos.

Intestino grueso

El íleon se abre al intestino grueso a través del orificio ileocecal. Es esta zona donde existe una dilatación del propio intestino, denominada **ciego,** de la cual surge una prolongación que recibe el nombre de **apéndice cecal**

El ciego continúa hacia arriba, formando la primera porción del intestino grueso, denominada **colon ascendente** y situado en la zona derecha del abdomen. Posteriormente gira y cruza la línea media del cuerpo, a la altura del estómago, formando el **colon transverso,** para descender por el lado izquierdo, dando lugar al **colon descendente,** que se continúa a su vez con las porciones finales del intestino: sigma y recto. El recto comunica con la superficie cutánea mediante un orificio llamado ano, el cuál posee un esfínter que permite su control voluntario para el acto de la defecación.

Higado
Es la glándula más voluminosa del cuerpo humano. Se localiza en la parte superior derecha del abdomen. El hígado está formado por células que secretan bilis, substancias que será recogida por los conductillos biliares y almacenada en la vesícula biliar, acabando por desembocar al duodeno, donde colaborará en la digestión de los alimentos.

Páncreas
Órgano delgado, plano, situado detrás del estómago. Su secreción se vierte mediante un conducto al intestino delgado a través de la denominada Ampolla de Water.

Peritoneo
Es una membrana que recubre la mayor parte de la cavidad abdominal, contenido entre las dos hojas que la forman, las arterias y venas que nos aseguran la nutrición de los diferentes órganos del aparato digestivo. Prácticamente todas las vísceras que se encuentran en el abdomen se hallan protegidas por el peritoneo: estómago, intestinos, páncreas e hígado.

Fisiología del aparato digestivo
La función del tubo digestivo consiste en la transformación de los alimentos ingeridos, en sustancias capaces de ser absorbidas por las células del intestino, transportadas por la sangre y llegar de esta forma a nutrir los diferentes tejidos y células del organismo.

Cavidad bucal
Recibe y prueba el alimento para saber si es adecuado para consumirlo (temperatura, sabor, olor, textura), ello dependerá de los estímulos visuales, olfativos, receptores de temperatura y botones gustativos linguales. Masticación y trituración de los alimentos, gracias a los dientes, lo cual tiene por objeto reducir el volumen para la deglución y la acción enzimática de la saliva.

Secreción salival, contiene unas enzimas, como la Ptialina, que iniciará la desintegración de los azúcares más complejos en hidratos de carbono más sencillos y además lubrificará y amasará el bolo alimentario para facilitar su deglución.

Faringe y esófago
Su función es la de conducir el bolo alimentario desde la boca hasta el estómago. Cuando el alimento pasa por la faringe la epiglotis debe estar en posición correcta, de modo, que ningún otro movimiento, como la risa, evite su desplazamiento; esto facilitaría la entrada del alimento en el aparato respiratorio, lo cual provocaría una sofocación. El esófago posee unos movimientos propios denominados peristálticos que hacen progresar al bolo alimentario hasta la unión esófago-gástrica, llegando a este lugar el movimiento se retarda debido a que existe un esfínter muscular o cardias, que se abrirá para dejar entrar al bolo alimenticio en el estómago.

Estomago

Las funciones del estómago son múltiples ya que mediante las sustancias que segregan sus glándulas como el ácido clorhídrico, la pepsina y la gastrina, además de una serie de contracciones u ondas peristálticas, se consiguen que se reduzcan los alimentos quedando una masa llamada quimo. Dicho proceso tiene lugar en unas o dos horas. Sólo cuando esto ha ocurrido, se abre el píloro y pasa el quimo al intestino delgado.

Intestino delgado

Su función básica es conseguir que los alimentos ya digeridos en el estómago, sean absorbidos por las células intestinales para llegar a la sangre.

El quimo cuando llega al duodeno, como es de carácter ácido, debe ser neutralizado mediante substancias secretadas en el mismo y otras procedentes del páncreas (amilasa, tripsina y lipasa), y del hígado (la bilis: que seguirán descomponiendo las substancias complejas en otras más sencillas para facilitar su posterior absorción.

En el yeyuno e íleon, las substancias ya reducidas a partículas elementales se absorben, atraviesan las paredes del intestino, pasan a la sangre y de allí van directamente a nutrir los tejidos, mientras que otras deben pasar primero por el hígado para completar su metabolización.

Intestino grueso

Los residuos digestivos no absorbidos, pasan al colon. Allí se absorbe, el agua, los electrolitos y las vitaminas. Los alimentos indigeribles son transportados mediante ondas peristálticas hacia el recto y el conducto anal, desde donde serán excretadas al exterior mediante el acto de la defecación

Hígado

Órgano importantísimo que ejerce una serie de funciones imprescindibles para nuestro organismo, entre las cuales las más importantes son:
- Sintetizar la bilis, que contribuye a la digestión de la grasas.
- Almacena hidratos de carbono, para cuando sea necesaria su utilización.
- Metaboliza otras substancias como: hormonas, lípidos, enzimas.
- Elabora la mayor parte de las proteínas plasmáticas como: albúmina, fibrinógeno, protombina, etc.

Páncreas

Tiene dos funciones; bien diferenciadas:
- Secreción de enzimas (amilasa, lipasa, tripsina), que se vierten al tubo digestivo, e intervienen en la digestión de los alimentos.
- Secreción endocrina de hormonas como la insulina, que se vierte directamente a la sangre. Este último punto se estudiará como mayor detalle en el tema dedicado a la endocrinología.

Patología del aparato digestivo. Cavidad bucal

La patología será distinta según el órgano afectado:

Lengua:
- Macroglosía: aumento de su tamaño.
- Microglasía: Disminución de su tamaño.
- Glositis: Inflamación de la lengua.

b) Dientes :   Periodontitis: Inflamación de un diente en su   lugar de inserción.
Caries: destrucción de un diente.

c) Encías: Gengivitis: inflamación de las encías debida a un absceso (colección localizada de pus) o por un flemón (inflamación difusa).

d) Glándula parótida: Parotiditis o "paperas": inflamación de la glándula. Su causa más frecuente es vírica.

a) Bucofaringe:

Faringe
Amigdalitis: inflamación de las amígdalas   palatinas, cuya causa más frecuente es infecciosa y muy frecuente es infecciosa y muy frecuente en los niños.

Esófago
Esófagitis: inflamación del esófago. Su causa es por irritación.
Varices esofágicas: Dilatación de las venas del esófago.
Cáncer de esófago: Tumor maligno de esófago.

Estomago
Gastritis: inflamación de la mucosa del estómago.
Úlcera gástrica: ulceración de la pared gástrica.
Tumor gástrico: que puede ser benigno o maligno.

Intestino delgado
Duodenitis: inflamación del duodeno.
Úlcera duodenal: ulceración de la mucosa duodenal.
Enteritis: inflamación del intestino delgado.
Gastroenteritis: inflamación del estomago e intestino.
Apendicitis: inflamación del apéndice.

Intestino grueso
Colitis: inflamación del intestino grueso.
Enterocolitis: inflamación del intestino grueso y delgado.
Hernia: protusión o salida de un asa intestinal a través de la pared abdominal.
Tumor: puede localizarse a cualquier nivel del intestino y puede ser benigno o maligno.
Hemorroides: dilatación de las venas a nivel rectal
Peritonitis: inflamación del peritoneo.

Hígado
Hepatitis: inflamación del hígado, generalmente por causa infecciosa (puede llevar a la destrucción del órgano)
Cirrosis: degeneración de las células hepáticas (supone la segura destrucción del órgano)
Tumor: puede ser benigno o maligno, y este, a su vez, puede proceder del hígado o de un cáncer de otro órgano.

Páncreas

Pancreatitis: inflamación del páncreas (puede llegar a la destrucción del órgano)
Tumor: puede ser benigno o maligno.
Diabetes: alteración endocrina del órgano.

Semiología clínica

En Medicina, la **Semiología clínica** es el cuerpo de conocimientos que se ocupa de la identificación de las diversas manifestaciones patológicas (síntomas y signos) o datos, de cómo buscarlos (semiotecnia), como reunirlos en síndromes y cómo interpretarlos (clínica semiológica o propedéutica). El método de trabajo o procedimientos desarrollados para la obtención de los datos (fundamentalmente el interrogatorio y el examen físico del paciente) se conoce como método clínico. Es el arte y ciencia del diagnóstico.

En el aparato digestivo, los síntomas más frecuentes que se presentan frente a una alteración o enfermedad son:
- **Odinofagia**: dolor al tragar.
- **Disfagia:** dificultad a la deglución por patología esofágica.
- **Pirosis:** sensación de ardor a nivel de esófago y estómago. Muchas veces debido a un aumento de la secreción de ácido clorhídrico.
- **Regurgitación:** reflujo del alimento de estómago a esófago, y a veces hasta la boca.
- **Vómitos:** salida del contenido gástrico al exterior.
- **Dolor:** puede ser de vario tipos:
  - Ulcerosos: que sigue un ritmo y un horario y calma con las comidas.
  - Cólico: aumenta y disminuye la intensidad.
  - Peritoneal: dolor continuado e intenso.
- **Diarreas:** aumento del número de deposiciones y disminución de su consistencia.
- **Estreñimiento:** disminución del número de deposiciones.
- **Hematemesis:** vómito se sangre procedente del estómago.
- **Melenas:** deposición de sangre procedente del tubo digestivo alto. Es de color negro.
- **Rectorragias:** deposición de sangre procedente del tubo digestivo bajo. (sigma, recto). Es de color rojo.

Tratamiento

Las enfermedades del aparato digestivo pueden ser tratadas de forma médica (farmacología) y de forma quirúrgica.

La terapéutica médica se basa principalmente en:
Dieta, adecuada según la enfermedad. Por ejemplo: recetas astringentes en los síndromes diarreicos.
Medicación sintomática, es decir que intenta paliar los síntomas que produce la enfermedad. Así por ejemplo:
- **Pirosis:** se administrarán alcalinos o sustancias que neutralicen la acidez. Ejemplo: bicarbonato.
- **Dolor:** se administrará antiálgicos.
- **Vómitos:** se prescriben antiheméticos.

- **Diarreas:** se darán antidiarréicos o antiperistálticos.
- **Estreñimiento:** se trata con laxantes y enemas de evacuación.

Tratamiento etiológico, está indicado cuando se conoce la causa de la enfermedad. Por ejemplo, en la gastroenteritis se darán antibióticos contra el germen causal.

La terapéutica quirúrgica, se basa en la resección de la zona afectada dependiendo de su patología. Se indica en casos de tumores malignos o benignos, en úlceras que no responden al tratamiento médico, en perforaciones intestinales, en hemorragias digestivas importantes, en inflamaciones localizadas con posibilidad de perforación como apendicitis.

Las intervenciones quirúrgicas recibirán distintos nombres según la zona seccionada:
  ➤ Gatrectomía: resección de estómago.
  ➤ Apendicectomía: resección de apéndice.
  ➤ Colecistectomía. resección de Vesícula biliar.

TEMA 5

EL APARATO RESPIRATORIO

Introducción

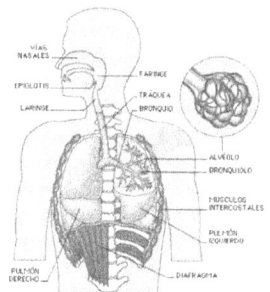

El sistema respiratorio está formado por una serie de estructuras cuya finalidad es poner en contacto el oxígeno del aire, con la sangre, para que ésta lo recoja y lo reparta por las diferentes células del organismo, así como para que expulse el anhídrido carbónico, procedentes de las células, hacia el exterior.

El oxígeno es necesario para poder asimilar y catabolizar la glucosa en las células y por lo tanto para la obtención de energía; de este proceso queda como material de desecho, el anhídrido carbónico, que es necesario expulsar al exterior. Estas estructuras consisten en una serie de conductos que se encuentran en la cabeza, cuello y tórax, y que transportan el aire desde el exterior hasta el órgano donde se realiza el intercambio de gases, el pulmón, y viceversa.

Vías respiratorias superiores:
- Nariz.
- Faringe.
- Senos paranasales.

Vías respiratorias inferiores:
- Laringe.
- Tráquea.
- Bronquios.
- Bronquiolos.
- Alvéolos.

Todas ellas excepto los alvéolos están recubiertas interiormente de un epitelio especial, llamado ciliado, cuya función es de defensa, pues gracias a él se expulsa cualquier partícula extraña del aire, evitando que lleguen al pulmón y pueda dañarlo. Característica común en estas vías, es la secreción de moco que actúa como protector y lubrificante de las mismas.

Vías respiratorias superiores

Nariz
Es una estructura básicamente piramidal de cartílago y tejido fibroso cubierta por piel y revestida por una mucosa. La nariz está dividida en su línea media por un **tabique nasal,** que separa la fosa nasal derecha e izquierda.

Las fosas nasales se abren en su extremo anterior al ambiente externo a través de la abertura nasal y por detrás a través de dos aberturas (derecha e izquierda), llamadas **coanas**, las cuales desembocan en la nasofaringe.

En la pared externa de la fosa nasal, existen tres prominencias, que se proyectan transversalmente hacia el tabique nasal, son los llamados **cornetes nasales,** que pueden congestionarse e inflamarse en los estados alérgicos, y, por consiguiente, disminuir la capacidad de las vías nasales.

La nariz está recubierta por una mucosa ciliada, que contiene en su interior glándulas secretoras de moco.

Senos paranasales

Son cavidades que se comunican con las fosas nasales y están localizadas en los huesos de la cabeza. Estos son:

- Senos frontales.
- Senos maxilares.
- Senos etmoidales.
- Senos esfenoidales.

El papel de los senos no está claro. Su importancia reside más, en su patología, que en su funcionamiento normal.

Faringe

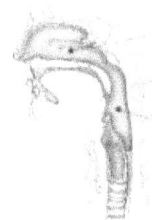

La faringe se divide en:
- Porción nasal o nasofaringe
- Porción bucal o orofaringe
- Porción laríngea o laringofaringe

La nasofaringe: porción faríngea que se comunica con las coanas de las fosas nasales. Tiene función respiratoria y digestiva.

La bucofaringe: es la segunda porción, y se comunica por arriba con la nasofaringe, por delante por la cavidad bucal y por debajo con la laringofaringe. Tiene función respiratoria y digestiva.

La laringofaringe: es el suelo de la faringe. Sirve de entrada a la laringe (puramente respiratoria) y al esófago (puramente digestivo).

Vías respiratorias inferiores

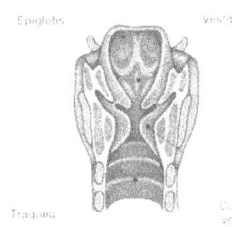

Laringe

Ocupa desde la cuarta hasta la sexta vértebra cervical y está formada por cartílagos y tejidos fibrosos.

Está revestida en su interior por una mucosa, en la cual hallamos glándulas secretoras de moco.

Estructura: la laringe está formada por:

Nueve cartílagos laríngeos que conservan la vía aérea permeable, protegen el orificio superior de la laringe y se mueven gracias a unos músculos. Estos cartílagos son:

- Una Epiglotis: situada en el borde libre superior de la laringe. Al doblarse hacia atrás, durante la deglución, cierra el orificio de la laringe, evitando que el alimento entre en las vías respiratorias.
- Un Tiroides.
- Un Cricoides.
- Dos Aritenoides.
- Dos Corniculados.
- Dos Cuneiformes.

En el interior de la laringe se hallan las cuerdas vocales, situadas a nivel de los cartílagos aritenoides. La abertura entre las dos cuerdas vocales es triangular cuando están relajados los cartílagos.

En el momento de emitir un sonido (fonación) las cuerdas vocales se ponen tensas, estrechándose la abertura entre ellas.

Las vibraciones en la columna de aire producidas por las cuerdas vocales serán modificadas por la lengua, paladar, cavidad bucal y probablemente por los senos paranasales. La acción conjunta de estos elementos dará lugar al sonido.

Músculos laríngeos: son voluntarios y estriados. Su contracción produce los movimientos de los cartílagos, variando de dimensión la cavidad de la laringe. Además controlan la fonación.

Se clasifican en:
Extrínsecos: fijan la laringe a las estructuras vecinas.
Intrínsecos: formando parte de la propia laringe, sirve para la fonación.

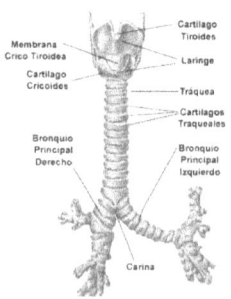

Tráquea
Es la continuación de la laringe. Se extiende desde la sexta cervical hasta la cuarta dorsal. Su forma es cilíndrica y aplanada por detrás.

La estructura de la tráquea consta de:

- **Mucosa** con células secretoras de moco.
- **Cartílagos traqueales,** bandas cartilaginosas en forma de C, que rodean la pared traqueal

Estos cartílagos conservan la permeabilidad de la vía aérea y sostienen al órgano. Sus extremos posteriores abiertos se completan por bandas de músculos liso, es un órgano cuya misión es la de transportar el aire hacia los pulmones.

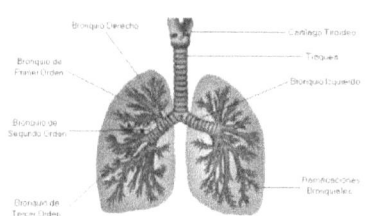

Bronquios
Son dos conductos que tiene origen en la bifurcación de la tráquea (a este punto le damos el nombre de Carina) a nivel de la cuarta vértebra dorsal, desciende y penetran en el espesor del pulmón. Son dos: bronquios, derecho e

izquierdo, siendo el primero más corto que el segundo.

Estructura: Los bronquios **extrapulmonares** (la porción que está fuera del pulmón) se parecen mucho en su estructura a la tráquea. Los bronquios **intrapulmonares** tienen unas características propias que veremos más adelante.

Al entrar los bronquios en los pulmones por la zona llamada "hilio pulmonar", lo hacen acompañados por los vasos pulmonares, denominados el conjunto, Pedículo pulmonar. Estos vasos son:
- ✓ **Artería pulmonar**, que provienen del ventrículo derecho y llega sangre venosa para que el pulmón la oxigene.
- ✓ **Venas pulmonares,** que conducen la sangre y oxigenada desde el pulmón hasta la aurícula izquierda.
- ✓ **Arterías bronquiales,** que llevan el pulmón sangre oxigenada para cumplir la función de nutrición de sus células.
- ✓ **Venas bronquiales,** que recogen la sangre con los productos de desecho de las células pulmonares.

Juntos a estas arterias y venas están los ganglios linfáticos y los nervios del pulmón.

Bronquios intrapulmonares: cuando los bronquios penetran en el pulmón se denominan bronquios **intrapulmonares.** Ya en el interior del pulmón, el bronquio derecho se divide en tres y el izquierdo en dos, que a su vez se van ramificando. Los bronquios más pequeños se llaman **bronquiolos.** En ellos, el cartílago va desaparecido, siendo sustituido por músculos liso y tejido fibroso, para facilitar el paso del aire en la inspiración y en la espiración. (Entrada y salida del aire de los pulmones).

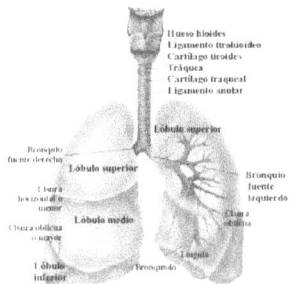

Pulmones
Son los órganos funcionales del sistema respiratorio.
Están situados en el tórax, en número de dos, a ambos lados de la línea media. Son órganos blandos, **esponjosos**, envueltos por una cubierta doble que se llama **pleura**.

Caras del pulmón:
- Cara externa o costal
- Cara interna o mediastínica
- Cara inferior o diafragmática
- Cara anterior o esternocostal
- Cara posterior o costo-dorsal

En la cara interna está el **hilio pulmonar**.

Lóbulos pulmonares

El pulmón no es un órgano simple, sino que está dividido en partes que llamamos lóbulos. Estos lóbulos están separados unos de otros por unas hendiduras profundas que llamamos **Cisuras.**

El pulmón derecho está formado por:
- Lóbulo superior
- Lóbulo medio
- Lóbulo inferior

El pulmón izquierdo está formado por:
- Lóbulo superior
- Lóbulo inferior

La última porción de los bronquios son los alvéolos pulmonares, que ya no contienen cartílagos, sino que están formados por un epitelio muy simple (endotelio), de forma que sea fácil realizar el intercambio de gases, con los vasos sanguíneos que tienen a su alrededor. (Paso del oxígeno del aíre a la sangre y del anhídrido carbónico de ésta al aire).

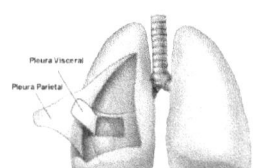

Pleuras

Constituye una envuelta serosa de los pulmones, y están formadas por dos hojas: una visceral, por estar en contacto directo con el pulmón y otra parietal más externa, que toca la pared del tórax.

Entre estas dos hojas se forman una cavidad llamada cavidad pleural que contiene una película delgada de líquido pleural, el cual es el encargado de lubrificar las superficies de la pleura, para facilitar el movimiento de una sobre otra, cuando el pulmón cambia de tamaño durante la respiración.

Mediastino
Mediastino es el espacio torácico comprendido entre: la columna vertebral por detrás, el esternón por delante y la cara interna de los pulmones, recubiertos de pleura, lateralmente.

Fisiología respiratoria
La respiración se verifica de modo automático, regulada por una parte del sistema nervioso llamado centro respiratorio, que se encuentra en el bulbo raquídeo y es capaz de captar el exceso de anhídrido carbónico y la falta de oxígeno en la sangre; obligándonos sin darnos cuenta a respirar.

El proceso de la respiración se realiza mediante una serie de mecanismo:
- Ventilación
- Perfusión
- Difusión

Ventilación
Es la entrada de aire desde las vías respiratorias altas hasta los últimos alvéolos (inspiración) y la salida de éste desde los alvéolos hasta el exterior, (espiración)

Inspiración

Se produce como resultado de la expansión activa de la cavidad torácica, producida principalmente por la contracción del diafragma y de los músculos intercostales.

Espiración

Es producida pasivamente, al relajarse los músculos que hemos descrito anteriormente. La cavidad torácica disminuye, se contraen los pulmones y el aire sale al exterior.

Perfusión

Es la llegada de sangre hasta la cercanía de los alvéolos de forma que, alvéolos y vasos entren en contacto y pueda realizarse en el intercambio de gases.

Difusión

Es propiamente el intercambio de gases; el oxígeno pasa del alvéolo al torrente circulatorio y el anhídrido carbónico del torrente circulatorio al alvéolo y de este al exterior. En realidad, las funciones de ventilación y perfusión no tienen otra misión que aproximar al máximo el fluido sanguíneo y el aire, y que de esta forma pueda tener lugar el intercambio de los gases entre uno y otro.

Diagnostico y exploración de las enfermedades del aparato respiratorio

En este punto vamos a estudiar cómo se puede llegar al diagnóstico de una enfermedad del aparato respiratorio.

Anamnesis: (Historia del paciente)

Interrogatorio sobre:
- ✓ Antecedentes hereditarios
- ✓ Aspectos ambientales (polvo, contaminación atmosférica, etc.)
- ✓ Aspectos laborales
- ✓ Aspectos familiares
- ✓ Historia geográfica

Clínica

Los síntomas y signos más importantes de las afecciones respiratorias son:
- ➤ **Tos:** acto reflejado que puede o no ir acompañado de expectoración
- ➤ **Hemoptitis:** es la exportación de sangre procedente del aparato respiratorio. Va acompañada de tos, a diferencia de la hematemesis, que al proceder del aparato digestivo va procedida de vómito.
- ➤ **Dolor torácico:** hay dolor cuando la pleura está afectada (el pulmón no produce dolor) Este dolor aumenta en la inspiración.
- ➤ **Disnea:** dificultad al respirar
- ➤ **Traquipnea:** aumenta de la frecuencia respiratoria.
  Normal = 12-18 respiración/ minuto
- ➤ **Bradipnea:** frecuencia respiratoria disminuida
- ➤ **Cianosis:** color azulado de piel y mucosa, debido a que la sangre contiene un exceso de anhídrido carbónico, que por alguna causa, el organismo no es capaz de expulsar.
- ➤ **Broncoblenorrea:** expectoración mucopurulenta.

Estudio del estado físico del tórax
- Inspección, mediante la visualización del tórax
- Palpación, la efectuaremos con las manos para palpar, algún tumor, alguna anomalía, etc.
- Percusión, si golpeamos el tórax, se oye un sonido timpánico normalmente, si existe algún problema, una condensación, el sonido se hace mate.
- Auscultación, mediante el fonendoscopio podemos oír ruidos anormales a la entrada y salida del aire, ello indica que existe algún problema.

Radiología toracica
- Rayos X simple
- Tomografía, o radiografía por planos
- Broncografía, o radiografía con contrastes que permiten visualizar los bronquios.

Exámenes laboratorio
- Estudio citológico, bioquímico, bacteriológico del esputo.
- Estudio del líquido pleural.
- Hemograma (estudio completo de las células sanguíneas)
- Proteinograma, nos indica la cantidad de proteínas existentes en la sangre.
- Reacción a la tuberculina, para demostrar si existe una tuberculosis o no.

Biopsia
Se toma un trozo de tejido y se analiza, muchas veces nos da el diagnóstico. La biopsia puede ser: ganglionar, pulmonar o pleural, según los órganos de donde se extraiga la porción del tejido a estudiar.

Toráxotomía exploratoria
Consiste en abrir quirúrgicamente el tórax para visualizar directamente en los órganos de esta zona.

Exploración de la función respiratoria
La exploración funcional respiratoria abarca una amplia gama de pruebas que valoran la función respiratoria y que van desde pruebas muy sencillas que miden los flujos respiratorios en una única espiración (espirometría forzada) a pruebas muy sofisticadas que se utilizan para evaluar la mecánica ventilatoria y el intercambio gaseoso. Estas pruebas están indicadas para: la valoración inicial de los pacientes con disnea; valoración inicial de los pacientes con cualquier enfermedad respiratoria; seguimiento de los pacientes con procesos respiratorios crónicos; valoración preoperatoria de enfermos con riesgo de complicaciones respiratorias; despistaje de afectación respiratoria en sujetos asintomáticos.

Dado la amplitud así como la complejidad de estas pruebas, sólo se van a describir las que con más frecuencia se utilizan en la práctica clínica diaria.

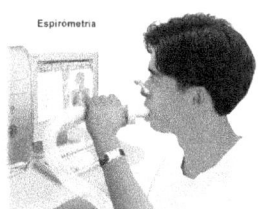

Espirómetria

Espirometría

Se conoce como espirometría la determinación, mediante un espirómetro o un neumotacógrafo, de los volúmenes pulmonares (espirometría simple) y la rapidez con que estos pueden ser movilizados (flujos respiratorios)(espirometría forzada).

Existen dos tipos de espirometrías: simple y forzada. La espirometría forzada proporciona información de mayor relevancia clínica, mientras que la espirometría simple complementa a la primera. Ambas pruebas se hacen de forma consecutiva.

En la espirometría simple se solicita al paciente que tras una inspiración máxima, expulse todo el volumen de aire que sea capaz, utilizando para ello todo el tiempo que necesite de ahí el nombre de espirometría simple o no forzada. Por el contrario, la espirometría forzada implica solicitar al paciente la expulsión de todo el aire que contenga en sus pulmones tras una inspiración profunda en el menor tiempo posible (forzada). La información que se obtiene de cada una de estas técnicas es diferente.

Para llevar a cabo la espirometría, el paciente debe haber suspendido previamente la medicación broncodilatadora y habitualmente se pide que permanezca en ayunas.

Para realizar la espirometría el paciente simplemente tiene que seguir las instrucciones del técnico e intentar colaborar lo mejor posible sin ponerse nervioso.

En primer lugar el paciente debe sentarse en una silla en la postura correcta, verticalmente y con los pies firmemente asentados sobre el suelo, se le hace respirar a través de la boquilla del espirómetro, manteniendo bien cerrados los labios alrededor de la misma, el paciente debe llevar unas pinzas nasales para que el aire no se coja ni se escape por la nariz. Una vez cómodamente sentado se solicita al paciente que realice una inspiración máxima y que a continuación expulse por completo el aire de sus pulmones utilizando todo el tiempo que necesite, el registro que se obtiene mediante esta maniobra es el de una espirometría simple.

Finalizada la espirometría simple se realizan las maniobras de la espirometría forzada, es la misma técnica sólo que en este caso tras la inspiración profunda se solicita al paciente que expulse el aire lo más rápidamente que pueda y hasta donde pueda. Se deben realizar al menos tres maniobras que sean reproducibles (con valores muy similares) y la mejor de las tres es la que se considera en la evaluación del paciente. Las mediciones espirométricas son dependientes del esfuerzo; por tanto es absolutamente esencial animar al paciente para conseguir determinaciones válidas.

Espirometría forzada

Es una exploración imprescindible y fundamental para la confirmación del diagnóstico de EPOC, así como para valorar la intensidad de la enfermedad. Se utiliza por tanto, para orientar el pronóstico y el tratamiento del paciente con EPOC. Además en las sucesivas revisiones es útil para comprobar la evolución de la enfermedad. Por otro lado, antes de la cirugía torácica o abdominal de un paciente con EPOC ya diagnosticada se debe realizar una espirometría para valorar el riesgo de la anestesia y la operación del paciente y ajustar la medicación si fuese necesario.

Condiciones que deben cumplirse
La espirometría forzada se ha de realizarla siempre por un técnico cualificado, ya sea personal médico o de enfermería, lo cual significa una preparación específica.

El paciente debe cumplir una serie de condiciones:
- ✓ No debe fumar en las 24 horas previas a la realización de la prueba.
- ✓ Evitará la ingesta de estimulantes del sistema nervioso central como el café o el té, y/o depresores del mismo, como el alcohol o determinados medicamentos como los tranquilizantes o los utilizados para poder dormir (hipnóticos).
- ✓ Suprimirá el uso de ciertos aerosoles utilizados precisamente para modificar el tamaño de los bronquios (salbutamol y demás fármacos de la familia), como mínimo 6 horas antes de la prueba, y las teofilinas (unos comprimidos que frecuentemente toman los enfermos respiratorios crónicos) un mínimo de 12 a 24 horas antes. Si se tiene duda sobre el uso de cualquier medicamento previo a la realización de la espirometría, lo mejor es que se consulte con el especialista.
- ✓ Ha de indicar siempre la posible eventualidad de una alergia medicamentosa, debe avisar si está tomando anticoagulantes orales o si padece de alguna enfermedad infecto-contagiosa.

Riesgos
En muy raras ocasiones la espirometría se complica. La espirometría es un procedimiento sin riesgos, pero en ocasiones pueden aparecer reacciones adversas, por lo que antes de hacerse esta prueba han de valorarse adecuadamente los potenciales riesgos y beneficios.
La espirometría forzada no se debe realizar nunca en las siguientes situaciones:
- Expulsión de sangre con la tos (hemoptisis) de origen desconocido.
- Neumotórax.
- Inestabilidad hemodinámica (difícil control de la tensión arterial), angina de pecho o infarto reciente, u oclusión de una arteria pulmonar con un coágulo de sangre (tromboembolismo pulmonar).
- Dilataciones anormales de las arterias (aneurismas) torácicas, abdominales o cerebrales.
- Cirugía ocular reciente (por ejemplo: cataratas) o desprendimiento de retina.
- Presencia de una enfermedad aguda que pueda interferir con la correcta realización de las maniobras (por ejemplo: náuseas, vómitos).
- Cirugía torácica o abdominal reciente.

Broncoscopia o visualización directa de los bronquios

La broncoscopia es un procedimiento médico que utiliza un sistema óptico para poder ver en el interior de las vías respiratorias.

El broncoscopio consiste en un tubo largo con una cámara, conectado a un vídeo que permite ir viendo el interior de las vías respiratorias: laringe, tráquea y bronquios. Puede ser rígido o flexible, en este caso es de fibra óptica, de más fácil manejo.

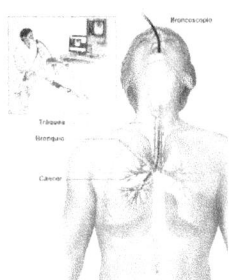

La utilización del broncoscopio rígido exige anestesia general, pudiendo ser de elección en casos de uso durante una operación, o en pacientes con hemorragias importantes de vías aéreas en los que a veces no puede utilizarse el broncoscopio flexible. El broncoscopio de fibra óptica, en general, sólo requiere sedación del paciente. El broncoscopio contiene en su interior canalizaciones que permiten:

- Inyectar líquido y hacer lavado bronquial.
- Insuflar aire o aspirar y tomar muestras de las secreciones bronquiales.
- Introducir unas micropinzas para la realización de biopsias y tomar muestras de tejido bronquial o pulmonar para su estudio anatomopatológico.
- Introducir un stent para dilatar las vías aéreas.

La bronscoscopia está indicada como prueba complementaria en el proceso diagnóstico de problemas respiratorios ante hemorragias, si se presentan imágenes radiológicas o ecográficas sospechosas de masas tumorales o inflamatorias del aparato respiratorio, ante la necesidad de tomar una biopsia para el estudio histológico, o en algunos casos de cuadros infecciosos.

Además, la realización de una broncoscopia permite extraer objetos extraños que estén taponando las vías aéreas (por aspiración de cuerpos extraños), o extraer una masa que esté taponando un bronquio y para colocar un "stent", (balón o malla de dilatación bronquial), cuando es necesario abrir un bronquio que está siendo oprimido desde fuera por una masa tumoral.

¿Cómo se realiza?

Para la realización de una broncoscopia, el paciente debe de estar en ayunas desde la noche anterior. En el caso de que esté tomando tratamiento, debe de preguntar al médico si debe tomarlo o interrumpirlo (en algunos casos debe de interrumpir el tratamiento con anticoagulantes, con aspirina o con antiinflamatorios esteroideos). Siempre se debe de informar al médico si se padecen alergias o intolerancias a medicamentos.

Para la realización de la broncoscopia el paciente está sedado, Si es necesario utilizar un broncoscopio rígido, se requiere anestesia general. Además se le conectará una vía intravenosa (gotero) y mascarilla facial para la administración de medicación y de oxígeno.

El broncoscopio flexible se introduce a las vías aéreas por la nariz o por la boca, tras aplicar anestesia local para reducir las molestias locales (picor y dolor) posteriores. El broncoscopio rígido se introduce por la boca. En general, no produce dolor o molestias, aunque si se percibe la sensación de tener un objeto en la garganta que provoca la tos, motivo por el que se seda al paciente y se aplica la anestesia local. La broncoscopia lleva de 15 a 60 minutos de tiempo realizarla, en dependencia de que durante su realización se lleven a cabo la toma de muestras, la cauterización de alguna zona sangrante, la extracción de alguna masa u objeto extraño, etc.

Riesgos

Las complicaciones son raras, y de presentarse no suelen ser importantes. Sin embargo, ningún procedimiento médico está exento de complicaciones, por la idiosincrasia de los pacientes o por eventos no esperados. Algunas de estas complicaciones son:

- ✓ Hemorragia nasal.
- ✓ Lesión en una cuerda vocal.
- ✓ Hemorragia en la zona de la biopsia.
- ✓ Alteración del ritmo cardiaco.
- ✓ Insuficiencia respiratoria.
- ✓ Neumotórax.
- ✓ Lesiones en la boca.
- ✓ Complicaciones secundarias a la anestesia general.

Cuidados o medidas antes y después de su realización

- ➢ Antes de la realización de la broncoscopia el paciente debe de estar en ayunas desde la noche anterior, sin beber alcohol ni fumar.
- ➢ La toma de cualquier medicamento debe de ser consultada con el médico.
- ➢ Tras la realización, y después de unas horas de vigilancia, el paciente generalmente puede desplazarse a su domicilio. Se recomienda no conducir ni realizar actividades de riesgo.
- ➢ Durante los días siguientes a la realización de la broncoscopia, puede presentar algo de tos, y expectorar con la presencia de alguna veta de sangre oscura que desaparece en unos días. En caso que el esputo presente sangre roja debe de avisar al médico.

Patología del sistema respiratorio

La patología del sistema respiratorio es muy amplia, aquí sólo citaremos algunas enfermedades.

- ✓ **Rinitis**: inflamación de la mucosa de la nariz. Puede ser causa infecciosa (más frecuente vírica), o alérgica.
- ✓ **Sinusitis:** inflamación bronquial que puede ser aguda o crónica. Los grandes fumadores prácticamente todos padecen una bronquitis crónica.
- ✓ **Bronquitis:** inflamación bronquial que puede ser ayuda o crónica. Los grandes fumadores prácticamente todos padecen una bronquitis crónica.
- ✓ **Asma bronquial:** es una reducción de la luz bronquial, por espasmo o inflamación de la mucosa bronquial, y dificulta la respiración.
- ✓ **Bronquiectasias:** dilataciones de los bronquios, en los cuales pueden quedarse acumuladas mucosidades, las cuales darían origen a infección.

- ✓ **Enfisema pulmonar:** dilatación de los alvéolos con aumento del aire contenido en los mismos. Es debido en ocasiones a alguna obstrucción producida por un bronquiolo, con lo que el aire no puede salir, no se renueva y como consecuencia el alvéolo se dilata, dificultándose el intercambio de gases.
- ✓ **Atelectasia pulmonar:** colapso del pulmón como resultado de la falta de aire en los alvéolos, puede afectar a un lóbulo o a parte del mismo.
- ✓ **Neumonías:** son procesos infecciosos que pueden afectar a un lóbulo, o bien a todo el pulmón. Si solo afecta a los alvéolos se llama **neumonía** (su causa más frecuente es bacteriana), si afecta al espacio interalveolar o bronquial se llama **bronconeumonía** (que normalmente es de origen vírico).
- ✓ **Fibrosis pulmonar:** es un engrosamiento de las paredes alveolares. La zona fibrosa queda pues inservible, su causa puede ser desconocida o secundaria, la más frecuente es la silicosis pulmonar, (se da en los mineros)
- ✓ **Tuberculosis pulmonar:** es una infección pulmonar crónica producida por el bacilo de Koch.
- ✓ **Tumores:** pueden ser benignos o malignos. El más frecuente es el **carcinoma broncopulmonar:** tumor maligno que se inicia en los bronquios.
- ✓ **Insuficiencia respiratoria:** es aquella situación en que los mecanismos fisiológicos normales, (ventilación, perfusión y difusión), son incapaces de mantener cifras de oxígeno arterial dentro de los límites normales, dado que el pulmón es insuficiente para cumplir su función.
- ✓ **Pleuritis:** es la inflamación de la pleura.
- ✓ **Derrame pleural:** presencia de líquido en la cavidad pleural. Según la naturaleza del mismo recibe diversos nombres:
- ✓ **Hidrotórax:** acumulación de líquido no inflamatorio
- ✓ **Hemotórax:** acumulación de líquido hemorrágico.
- ✓ **Piotórax**: presencia de líquido purulento.
- ✓ **Neumotórax:** acumulación de aire o gas en la cavidad pleural

Tratamiento

La terapéutica respiratoria estará basada en favorecer y ayudar al sistema respiratorio a cumplir sus funciones normales. Hay que distinguir entre:

- ➢ El tratamiento **MÉDICO:** incluirá casi siempre: reposo, evitar agentes tóxicos como el tabaco, ambientes contaminados, etc. Complementados con un tratamiento sintomático y/o etiológico.
  - • **Sintomático**: antitusígenos: sustancia que inhibe la tos. Expectorantes: favorecer la expectoración. Broncodilatadores: fármacos capaces de dilatar las vías aéreas. Oxigenoterapia: tratamiento con oxígeno.
  - • **Etiológico:** fármacos que actuarán contra el agente causante de la enfermedad. Por ejemplo: antibiótico, si la causa es infecciosa. Vacunas, si la causa es alérgica
- ➢ El tratamiento **QUIRÚRGICO:** indicando cuando es necesaria la extirpación de una parte o de un pulmón entero. Por ejemplo, en neoplasias de pulmón

TEMA 6

EL APARATO CIRCULATORIO

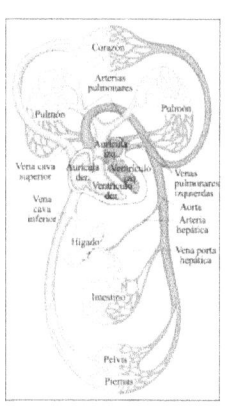

Introducción
El aparato circulatorio es muy importante para la vida del organismo, ya que es el encargado de transportar el alimento y   el oxígeno a todas las células.

Está formado por dos sistemas:
- Aparato circulatorio sanguíneo
- Sistema Linfático

El aparato circulatorio se halla constituido por unas redes de tubos, llamados conductos o vasos, en el interior de los cuales circulan unos líquidos, la sangre en el sanguíneo y la linfa en el linfático.

Estos líquidos se mueven en el interior de los casos en un mismo sentido y al moverse transportan las sustancias (alimentos, oxígeno, hormonas) de un lugar a otro y recogen de las células los productos de desecho que serán expulsados al exterior, por medio de los riñones, y pulmones.

Para que la sangre se mueva a través de los vasos, hay un órgano central que actúa como motor o bomba y que la impulsa: es el CORAZÓN que constituye el SISTEMA CIRCULATORIO CENTRAL

Los órganos periféricos o vasos (arterias, venas, capilares) constituyen el SISTEMA CIRCULATORIO PERIFÉRICO

ANATOMÍA DEL SISTEMA CIRCULATORIO

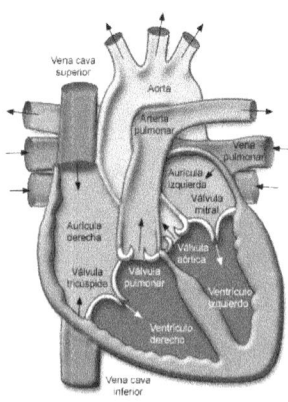

Sistema circulatorio central: corazón
El corazón es una víscera hueca situada en la parte media del tórax, encima del diafragma, delante de la columna vertebral, detrás del esternón, y entre los dos pulmones (mediastino)

Tiene forma de cono invertido, cuyo vértice o extremo inferior mira hacia la izquierda y delante, correspondiéndose con el 5ª espacio intercostal y su base está situada arriba y hacia la izquierda. Es de color rojizo y pesa unos 270 gr.
La estructura del Corazón está compuesta por tres capas:

- ✓ La externa o **Pericardio**, saco fibroso que lo envuelve y se halla compuesto por dos hojas: una interna y otra externa.
- ✓ La media o **Miocardio,** pared muscular gruesa constituida por un tejido muscular especial, ya que es de fibra estriada y contracción involuntaria.

✓ La interna o **Endocardio**, membrana endotelial que tapiza el interior del corazón.

El interior de la cavidad cardiaca se compone de dos partes:

✓ Corazón derecho (sangre venosa)
✓ Corazón izquierdo (sangre arterial) separados por un tabique o septum que mantiene las dos mitades perfectamente aisladas.

Cada mitad está constituida por dos cámaras:

✓ Una superior, de pared muscular fina, que se llama **Aurícula.**
✓ Otra inferior, de pared muscular resistentes, que se llama **Ventrículo**

Cada aurícula comunica con su ventrículo correspondiente por el orificio llamado aurículo-ventricular, que posee unas válvulas, que permiten el paso de la sangre de aurícula a ventrículo, pero no en sentido inverso. La válvula que controla el orificio aurículo-ventricular izquierdo se lama **Mitral**, la que controla el orificio aurículo-ventricular derecho se denomina **Tricúspide**

➢ A las aurículas llegan los vasos sanguíneos que reciben el nombre de **Venas.** De los ventrículos salen los vasos que reciben el nombre de **Arterías.**
➢ A la **Aurícula derecha** llegan las **venas cavas** superior e inferior que recogen la sangre de todo el cuerpo excepto de los pulmones y las **venas coronarias** propias del corazón.
➢ Del **Ventrículo derecho** salen la artería pulmonar que lleva la sangre a los pulmones, en donde libera el bióxido de carbono y retorna oxigenada a la aurícula izquierda.
➢ A la **Aurícula izquierda** llegan las cuatro **venas pulmonares** con la sangre renovada rica en oxígeno que pasará al ventrículo izquierdo.
➢ Del **Ventrículo izquierdo** sale la sangre oxigenada a través de la **artería aorta** que la repartirá por todo el cuerpo.

El Orificio de salida de las arterias pulmonares y de la aorta se halla provisto de unas válvulas llamadas **sigmoideas,** las cuales sirven para evitar que haya reflujo de sangre, cuando ésta ya ha salido del corazón. Esta estructura del corazón permite que por el corazón derecho **sólo** pase **sangre venosa** que trae los residuos celulares y que se va a purificar en los pulmones, pasando al corazón izquierdo, que tan sólo tendrá **sangre oxigenada** necesaria para la vida celular.

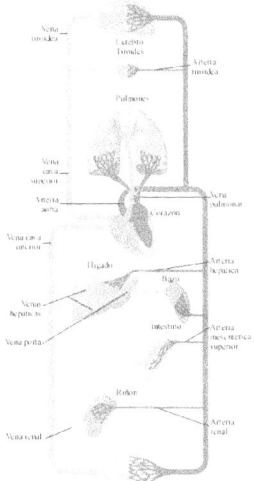

Circulación mayor y circulación menor
Hay dos circuitos de circulación sanguínea:

La circulación menor, pulmonar o del corazón derecho, que comprende ventrículo derecho, artería pulmonar, pulmones, venas pulmonares, y finaliza en la aurícula izquierda.

La circulación mayor, o del corazón izquierdo cuyo recorrido es: ventrículo izquierdo, arteria aorta a través de la cual y de sus ramificaciones, la sangre llega a todas las células del organismo, finalmente las venas cavas, que recogen la sangre desde las células de todo el cuerpo y la transportan hasta la aurícula derecha.

Sistema circulatorio periférico: vasos sanguíneos

Los conductos o vasos por los que la sangre llega a todo el cuerpo reciben diversos nombres según su estructura y función:

- **Arterias**
- **Capilares**
- **Venas**

Las arterias

Son conductos que se van ramificando, encargados de distribuir por todo el organismo la sangre expulsada por los ventrículos. Su pared es gruesa, resistente y elástica, ya que la sangre circula por ellas a gran presión. Las arterías penetran en los tejidos que van a irrigar y se dividen en muchas ramas. Estas ramas son de dos clases:

- ➢ **Arteriolas,** que tienen abundantes fibras musculares en sus paredes, capaces de contraerlas o dilatarlas completamente, variando de ésta forma el calibre del vaso y por consiguiente el riego sanguíneo.
- ➢ **Capilares,** constituye pequeños conductos que reciben la sangre de las arteriolas y la llevan hasta las vénulas. Sus paredes son muy delgadas, con una sola capa de células para facilitar el intercambio gaseoso y nutritivo en entre la sangre y los tejidos (la células).

Las vénulas reciben la sangre de los capilares van uniéndose gradualmente formando vasos cada vez mayores que constituirán las venas.

Las venas

Son conductos que transportan la sangre de los tejidos nuevamente al corazón. Su pared es delgada, ya que la presión de la sangre en las venas es baja. Muchas tienen en su interior unas válvulas para evitar el retroceso de la sangre y facilitar la circulación hacia el corazón.

Nomenclaturas y topografía de los vasos

Arterias: la nomenclatura de las arterías varía según las vísceras o región que irrigan. Dos troncos arteriales salen de la base del corazón:

- \- La **arteria pulmonar** que sale del ventrículo derecho y transporta la sangre hacia los pulmones.
- \- La **artería aorta** que sale del ventrículo izquierdo y tiene tres porciones:
- \- **Cayado de la aorta**: del que salen ramas para irrigar
- \- **Aorta torácica**: que irriga las vísceras torácicas
- \- **Aorta abdominal**: que irrigará vísceras y paredes abdominales y extremidades inferiores.

A través de estas arterias más importantes y las distintas ramas que de ellas parten llega la sangre a todos los lugares del cuerpo hasta la más pequeña célula. En la distribución de las venas también hay que distinguir dos circuitos, como en las arterías.

- Venas que recogen la sangre de los **pulmonares**.

- Venas que recogen la sangre de todo el organismo: son las venas cavas, cuyas ramas son:
  - **Venas cava superior** que recogen la sangre procedente de la cabeza, vísceras torácicas y extremidades superiores.
  - **Venas cava inferior** que recoge la sangre venosa procedente de vísceras abdominales y miembros inferiores

Es importante conocer la constitución de la **vena Porta** formada por la reunión de las venas del intestino, del estómago y bazo, que terminan en el hígado, para llevarles todas las sustancias nutritivas que este órgano almacenará y transformará.

FISIOLOGÍA DEL SISTEMA CIRCULATORIO

Funcionamiento del corazón

Diástole-sistole
El corazón actúa como bomba que de forma rítmica y enérgica va impulsando la sangre a todo el sistema circulatorio. Para ello se dilata y se contrae periódicamente. La **dilatación cardiaca** se denomina diástole y la **contracción sístole.**

Durante la dilatación o diástole: las aurículas se llenan de sangre, las válvulas mitral y tricúspide se encuentran cerradas. A medida que la sangre llena las aurículas la presión en su interior y llegando paulatinamente hasta una presión capaz de abrir las válvulas aurículo-ventrículares (mitral y tricúspide) y la sangre pasa a los ventrículos de forma rápida.

A medida que los ventrículos se van llevando, va aumentando la presión interior y llega un momento en que se contraen fuertemente, cerrándose las válvulas aurículo-ventriculares y abriéndose las sigmoideas (pulmonar y aorta) que impulsarán la sangre hacia los pulmones y al sistema circulatorio periférico. A este periodo se le llama **Sístole.**

La **sístole auricular** es la contracción del tejido muscular cardíaco auricular.
Esta contracción produce un aumento de la presión en la cavidad cardiaca auricular, con la consiguiente eyección del volumen sanguíneo contenido en ella.

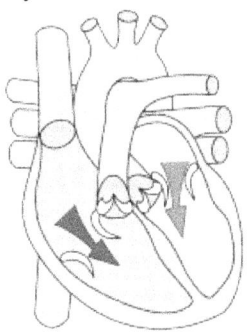

Sístole Auricular

La contracción de las aurículas hace pasar la sangre a los ventrículos a través de las válvulas aurículo-ventriculares. Mediante la sístole ventricular aumenta la presión intraventricular lo que causa la coaptación de las valvas de las válvulas auriculo-ventriculares e impiden que la sangre se devuelva a las aurículas y que, por lo tanto, salga por las arterias, ya sea a los pulmones o al resto del cuerpo. Después de la contracción el tejido muscular cardíaco se relaja y se da paso a la diástole, auricular y ventricular

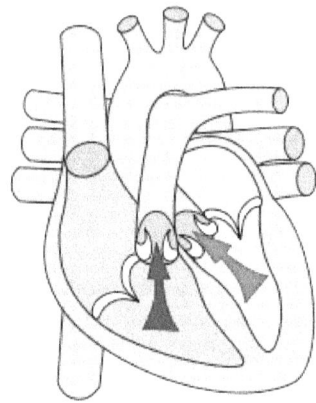

Sístole ventricular

Automatismo cardiaco (diástole-sístole)
Cada ciclo se inicia por una estimulación autónoma; esta estimulación procede de unas células semi-nerviosas que forman un nódulo, llamado sino-auricular y que se halla situado en la pared posterior de la aurícula derecha. Dicho estímulo se extiende a todos los puntos de las aurículas y de allí va a estimular al nódulo ventricular que se halla en los ventrículos. A esta propiedad del corazón de autoestimularse por sí mismo se le llama **AUTOMATISMO CARDIACO** y esto explica que el corazón continúe contrayéndose cuando se separa del organismo siempre y cuando se le proporcionen las condiciones necesarias para que siga latiendo (oxígeno, alimento, etc)

Ruidos cardíacos
El ciclo cardíaco es posible delimitarlo y conocer su duración por los ruidos que se perciben en la pared anterior del tórax.

El primer ruido que se percibe es el cierre de las válvulas auriculo-ventriculares (la Mistral y la Tricúspide). Ello nos indica que comienza la **sístole.**

El segundo ruido, es debido al cierre de las válvulas aórtica y pulmonar. Con él comienza la **diástole**.

La frecuencia normal del corazón es de 70-80 latidos o ciclos por minuto. La frecuencia de latidos cardíacos aumenta o disminuye según los estímulos nerviosos que le llegan. El ejercicio muscular, la fiebre, las emociones y las enfermedades aumentan la frecuencia cardiaca.

Fisiología de los vasos

El volumen de sangre expulsada por el corazón, se distribuye por los diversos órganos en proporción distinta, según el órgano y las necesidades que éste tenga. Por ejemplo, existen órganos como el cerebro, corazón y riñón que precisan de un aporte muy constante de sangre para que sus células puedan vivir. La digestión, ejercicio físico, etc, son circunstancias en que los elementos encargados de ello precisarán de un mayor aporte sanguíneo.

Esta distribución se consigue gracias a:
   ✓ La elasticidad de las arterias grandes que permiten que el flujo de sangre sea continuo, aunque la salida del corazón sea intermitente.
   ✓ La resistencia al paso de la corriente sanguínea, llamada resistencia vascular periférica, que ofrecen las arteriolas contrayéndose o dilatándose para regular la cantidad de sangre que afluye a un órgano y mantener la presión sanguínea.

La función de los capilares se halla más relacionada con el metabolismo de los tejidos, que con la dinámica de la circulación. Sus paredes son muy finas y tienen unos poros que favorecen el intercambio de sustancias entre la sangre y las células.

También contribuyen, en circunstancias especiales, en la distribución de la sangre, por ejemplo, en los casos en que se precisa de un mayor aporte sanguíneo en diversos órganos a la vez, entonces se produce una dilatación de los capilares, aumentando de esta forma la capacidad del sistema circulatorio. Después de atravesar los capilares y una vez realizado el intercambio de sustancias, la sangre penetra en las vénulas y pasa a las venas, llevando consigo los productos de desecho celular.

Las venas son vías de paso de la sangre en su camino hacia el corazón y además son capaces de contraerse o dilatarse y almacenar sangre para luego ponerla a disposición del cuerpo, cuando éste la precise.

PATOLOGÍA DEL SISTEMA CIRCULATORIO

Enfermedades del corazón: cardiopatías congénitas

Son malformaciones de la estructura del corazón o de los grandes vasos, presentes ya en el nacimiento.

Ejemplo de ellas son:
   - Transposiciones de los grandes vasos: la arteria pulmonar nace del ventrículo izquierdo y la aorta del derecho.
   - Comunicación interventricular: existe un orificio que comunica los dos ventrículos.
   - Comunicación interauricular: comunicación de las aurículas
   - Coartación aórtica: estrechamiento de la arteria aorta.
   - Tetralogía de Fallot: comunicación interventricular asociada a una estenosis pulmonar (estrechez pulmonar)
   - Malposiciones cardíacas: por ejemplo, corazón situado a la derecha del cuerpo (Dextroversión).

Insuficiencias

Es el fracaso del corazón en su acción de bombear la sangre debido a una lesión valvular, coronaria, etc.

Arritmias y bloqueos en la conducción

Son alteraciones de la frecuencia o del ritmo cardiaco por un trastorno en la formación o conducción del impulso cardíaco. Puede tratarse de una taquicardia o aceleración del ritmo, o de una bradicardia o lentificación.

Valvulopatías

Son alteraciones en las válvulas cardíacas. Las alteraciones que se encuentran son:

- Estenosis: estrechez de la válvula y dificultad al paso de la sangre.
- Insuficiencia: incapacidad de la válvula para poder cerrar perfectamente el orificio que ocupa, por lo que se producirá reflujo de sangre.

Las válvulas que más se afectan son: la mitral, la tricúspide y la aórtica.

Inflamaciones

- Endocarditis: inflamación del endocardio.
- Paricarditis: inflamación del pericardio
- Miocarditis: inflamación del miocardio.

Otras afecciones del miocardio, muy frecuentes en la actualidad, son:

Angina de pecho

La **angina de pecho**, también conocida como **angor** o **angor pectoris**, es un dolor, generalmente de carácter opresivo, localizado en el área retroesternal, ocasionado por insuficiente aporte de sangre (oxígeno) a las células del músculo del corazón.

La angina de pecho es una molestia o dolor que ocurre por lo que en medicina se denomina como isquemia miocárdica, también llamada isquemia cardíaca, que se produce cuando las demandas de oxígeno miocárdicas (es decir, del músculo cardíaco), superan al aporte, lo que conlleva una deficiencia de sangre y oxígeno en el miocardio. Suele tener por causa una obstrucción (arterioesclerosis) o un espasmo de las arterias coronarias, si bien pueden intervenir otras causas. Como hipoxia, la angina de pecho debe tratarse a tiempo y con sus cuidados necesarios de enfermería.

Infarto de miocardio

El término **infarto agudo de miocardio,** conocido en el lenguaje coloquial como **ataque al corazón**, **ataque cardíaco** o **infarto,** hace referencia a un riego sanguíneo insuficiente, con daño tisular, en una parte del corazón (*agudo* significa súbito, *mio* músculo y *cardio* corazón), producido por una obstrucción en una de las arterias coronarias, frecuentemente por ruptura de una placa de ateroma (lesiones focales características de la arterioesclerosis que se inician en la capa íntima de una arteria. vulnerable. La isquemia o suministro deficiente de oxígeno que resulta de tal obstrucción produce la angina de pecho, que si se recanaliza precozmente no produce muerte del tejido cardíaco, mientras que si se mantiene esta anoxia se produce la lesión del miocardio y finalmente la necrosis, es decir, el infarto.

Enfermedades de los vasos
Distinguiremos las que afectan a las arterias y las que afectan a las venas.

Enfermedades de LAS ARTERIAS:

> **Aarterioesclerosis:** consiste en un aumento de la dureza y grosor de las paredes arteriales, causada por la formación de depósitos de lípidos, colesterol o calcio.
> **Fístulas arterio-venosas:** comunicación directa entre arterias y venas, de causa congénita o por traumatismo vascular.
> **Angeitis**: inflamación arterial, debida a una alergia, o a una fiebre reumática, etc.
> **Hhipertensión arterial:** aumento de la presión de la sangre en las arterias, secundaria a una alteración orgánica (contracción de la aorta, alteración renal o endocrina, etc) o bien de causa primaria. Es benigna si no altera las vísceras y maligna si causa alteraciones generales, sobre todo, en áreas cerebrales, cardíacas o renales.

Enfermedades de las venas

Varices: son dilataciones venosas permanentes o difusas que afectan muy frecuentemente a las extremidades inferiores.

Trombosis: Hay que distinguir entre:
o Flebotrombosis: inflamación de la pared venosa, seguida sin causa infecciosa y causante de frecuentes embolias.
o Tromboflebitis: inflamación de la pared venosa, seguida de la formación de un trombo, que se adhiere fuertemente a la pared. Causa pocas embolias.

Embolias: desplazamiento de un trombo desde el lugar en que se ha formado hasta su detención en un vaso de menor calibre, causando su oclusión. Dicho trombo puede ser: un coágulo sanguíneo, grasa o aire (embolia gaseosa).

Síntomas de estas enfermedades
Los más frecuentes que podemos encontrar en las enfermedades del aparato circulatorio son:
> **Disnea**: dificultad o incomodidad al respirar.
> **Cianosis**: coloración azulada de la piel y las mucosas.
> **Dolor precordial**: dolor en la zona cardiaca. Es importante su localización, duración y factores que lo alivian para así poder distinguir las distintas enfermedades (infarto, pericarditis, embolia, etc.)
> **Hemoptisis**: tos con expulsión de sangre, por rotura de vasos (arterias o venas)
> **Edemas**: acumulo de líquido fuera de las células, que se aprecia por una hinchazón y se deposita sobre todo en las piernas y tobillos.
> **Embolias sistémicas**: formación de trombos en el corazón y emigración hacia otros órganos (cerebro y vísceras) produciendo embolias arteriales e infarto en las zonas afectadas.

> **Síncope**: pérdida brusca y transitoria del conocimiento debido a una falta o disminución de la irrigación cerebral.

Exploraciones

Las exploraciones que nos pueden ayudar en el diagnóstico de una enfermedad en el sistema circulatorio son:

> **Inspección**: observar visualmente al enfermo, ver la forma de su cuerpo, la coloración de su piel y las pulsaciones.

> **Palpación**: palpar con la mano la punta cardiaca a nivel del quinto espacio intercostal, anotando si se perciben roces o anomalías. Tomar los pulsos arteriales en piernas, brazos y el de la arteria carótida en el cuello, observando su ritmo o frecuencia.

> **Percusión**: se utiliza para conocer y delimitar el tamaño del corazón, cuando no se ha podido ver, ni palpar el impulso de la punta cardiaca.

> **Auscultación**: mediante la aplicación directa del oído sobre la pared anterior torácica o por medio de un instrumento llamado estetoscopio o fonendoscopio, se consigue oír los ruidos cardíacos y sus posibles alteraciones.

> **Medición de la presión arterial**: por medio de un instrumento llamado esfigmomanómetro.

> **Radiografía**: radiografía simple o radioscopia para ver la silueta cardíaca observando la forma y tamaño del corazón y la raíz de los grandes vasos.

> **Electrocardiograma**: registro de la actividad eléctrica del corazón, pudiendo estudiarse la transmisión o propagación del impulso eléctrico generado por el corazón hacia la superficie corporal. De esta forma se obtienen ondas que si se alteran, indican mal funcionamiento cardíaco.

Exploraciones especiales:

- Medidas del pulso y presión venosa.
- Apexcardiograma: registra vibraciones producidas por la pared torácica a nivel de la punta cardíaca.
- Fonocardiograma: registro gráfico de los ruidos y soplos cardíacos.
- Cateterismo o angiografía: consiste en colocar un cateter o tubo dentro de un vaso para registrar las presiones de los grandes vasos, obtener muestras de sangre o inyectar contraste para observar la anatomía y las anormalidades del sistema cardio-vascular.

Tratamiento

Tratamiento médico

Consiste en reposo, dieta y administración de fármacos según la patología.

- Antibióticos: frente a una infección.
- Fármacos específicos para las enfermedades del corazón, tales como: cardiónicos (digitálicos) que mejoran el trabajo del corazón que se halle alterado; antiarrítmicos, que restablecen el ritmo normal del corazón.

Existe una farmacología especial para los vasos como son:

- Los vasodilatadores: dilatan los vasos en caso de hipertensión, angina de pecho, etc.

- Vasodilatadores de las arterias coronarias: con acción específica en estas arterias, sin afectar a las demás; se utilizan para conseguir una mejor irrigación cardíaca.
- Vasocontrictores: favorecen la constricción de las arterias cuando sea necesario, por ejemplo para aumentar la presión arterial.

Tratamiento quirúrgico: Se utiliza en los casos de cardiopatías congénitas o valvulopatías y en todas las alteraciones y enfermedades cardíacas o circulatorias imposibles de mejorar o curar por medio del tratamiento médico.

TEMA 7

EL SISTEMA EXCRETOR

Introducción

El sistema excretor es el encargado de eliminar al exterior el agua y las sustancias tóxicas que no son útiles al organismo. Se compone del Aparato Urinario y las Glándulas Sudoríparas.

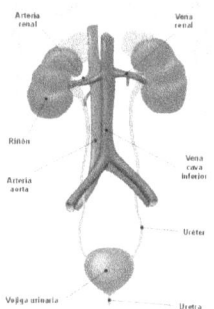

El aparato urinario

Está formado por un conjunto de órganos y conductos que tienen la misión de filtrar y verter al exterior aquellas sustancias que, estando disueltas en la sangre, ya no son útiles al organismo.

Se compone de dos partes:

a) Riñón: responsable de la filtración de la sangre y formación de la orina.

b) Vías de conducción: responsables de conducir el producto filtrado al exterior. Están constituidas por:

✓ Pelvis renal.
✓ Uréteres
✓ Vejiga urinaria
✓ Uretra

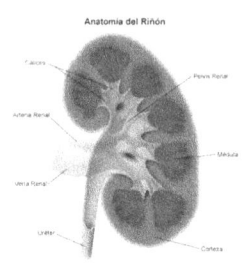

El riñón

Es un órgano par, situado en la región posterior del abdomen, a ambos lados de la columna vertebral, envuelto por una capa de tejido graso que lo protege de los traumatismos; dicha envoltura recibe el nombre de "Celda Renal".

La forma del riñón es semejante a la de una judía, presentando en su parte central y media una hendidura llamada "Hilio Renal" por la cual entra y salen los elementos que lo relacionan con el resto del organismo.

Estos elementos son los siguientes:
- Pelvis Renal.
- Arterial Renal.
- Vena Renal.
- Nervios.
- Vasos linfáticos.

Vías de conducción
➢ Pelvis Renal: conjunto de órganos membranosos que salen del riñón por su hilio, recogiendo la orina procedente de los cálices para verterla al uréter.

> ➤ Uréteres: conductos músculo-membranosos que nacen a continuación de la pelvis renal de cada riñón para desembocar en la vejiga urinaria.
> ➤ Vejiga urinaria: órgano músculo-membranoso en forma de saco situado en la parte anterior de la pelvis, que recoge y almacena la orina que procede de ambos uréteres.
> ➤ Uretra: conducto músculo-membranoso que comunica la vejiga con el exterior. Presenta dos esfínteres musculares que, por su estado de contracción, dejan o no paso a la orina, facilitando o impidiendo la micción. La uretra es distinta en el hombre y la mujer.

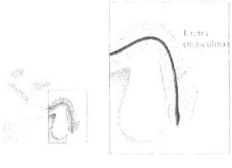

Uretra en el hombre: consiste en un largo conducto que se extiende desde el cuello de la vejiga hasta la extremidad libre del pene, sirviendo a la vez para la evacuación de la orina y esperma. Parte de la uretra está en la pelvis y parte recorre el interior del pene. Mide en el adulto unos 16 centímetros aproximadamente, mientras que en el anciano su longitud es algo mayor.

Las diferentes partes de la uretra masculina reciben distintas denominaciones, según por la zona que pasan. De dentro a fuera podemos distinguir:
- Uretra prostática.
- Uretra membranosa.
- Uretra esponjosa o extrapélvica.

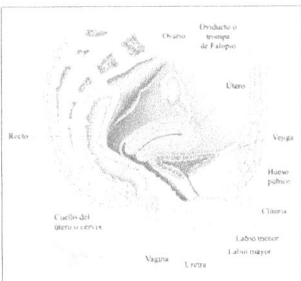

Uretra en la mujer: es muy corta ya que mide aproximadamente unos 3,5 centímetros de longitud y es muy dilatable. Se dirige hacia abajo y hacia delante paralela a la vagina, relacionándose con la pared anterior de esta última. Dada su poca longitud favorece la entrada de gérmenes, siendo mucho más frecuentes las infecciones urinarias en la mujer que en el hombre.

Fisiología renal
El riñón es el órgano base del aparato urinario. En él tiene lugar la formación de la orina, siendo el resto de estructuras únicamente, vías de conducción de orina hacia el exterior.

El riñón se encarga básicamente de tres funciones principales:
- Excreción de ciertos productos de desecho del organismo (urea, ácido úrico)
- Regulación del equilibrio hidrosalino (del equilibrio entre la cantidad de agua y las sales minerales del organismo)
- Regulación del equilibrio ácido-base

La acidez que hay en el cuerpo, la medimos con una constante llamada "PH" que debe mantenerse entre los valores de 7,35-7,40 (en sangre), para que el organismo funcione en óptimas condiciones.

Mecanismo de formación de la orina
Los riñones elaboran la orina a partir de la sangre que llega a los glomérulos. A nivel del capilar glomerular se filtra el líquido desde éste hacia el espacio urinario y desde aquí transcurre por cada uno de los túbulos renales, hasta desembocar finalmente en los cálices renales. En ellos se reúne la orina procedente de los diversos túbulos, para llegar a la pelvis renal y los uréteres, y al exterior.

A nivel de glomérulo, el líquido filtrado es semejante en su composición al plasma sanguíneo salvo que ya no contiene proteínas (en la orina normal no debe nunca encontrarse proteínas)

A nivel de los túbulos cambia totalmente su composición debido a dos procesos:
-   Reabsorción o paso de las sustancias antes filtradas, del túbulo a la sangre, debido a que el organismo la interesa quedarse con ellas. Por ejemplo, un individuo que tenga poco agua en su cuerpo, le conviene ahorrarla y por ello la recuperará de nuevo hacia su sangre.
-   Excreción, este proceso es necesario para eliminar aquellas sustancias que aún quedan en la sangre y no son útiles para el organismo; pasarán pues de la sangre a los túbulos.

Ejemplo: Si el organismo tiene un exceso de acidez, en este momento pasarán determinadas sustancias de la sangre a los túbulo, consiguiendo su eliminación y con ello el mantenimiento del "PH" del organismo.

Los componentes de la orina en condiciones normales son:
-   Agua.
-   Ácido úrico.
-   Urea.
-   Sales: Sodio, Potasio, Fosfato
-   Pigmentos biliares.

Patología del aparato urinario
Las enfermedades del aparato urinario son múltiples y pueden afectar bien al riñón o bien a las vías de conducción. En ambos casos nos encontramos con unos síntomas característicos:

Alteraciones cuantitativas de la orina:
•   Oliguria: disminución de la cantidad de orina producida y eliminada diariamente (Diuresis)
•   Poliuria: aumento de la diuresis.
•   Polaquiuria: aumento de la frecuencia de la micción, pero con disminución del volumen emitido, con lo que la diuresis puede mantenerse normal.
•   Anuria: ausencia de diuresis.

Alteraciones cualitativas de orina:

- Hematuria: presencia de Hematíes en la orina.
- Albuminuria: presencia de albúmina en la orina.
- Glucosuria: presencia de glucosa en la orina.
- Bacteriuria: presencia de gérmenes en la orina.
- Piuria: presencia de pus en la orina.

Todas estas sustancias no deben encontrarse normalmente en la orina, si aparecen, debemos pensar en una enfermedad subyacente. Según el nivel que esté afectado el aparato urinario, podemos encontrar una serie de enfermedades, siendo las más importantes las siguientes:

En el Glomérulo
- Glumerulonefritis: lesión inflamatoria del glomérulo. Presenta, entre otros, los siguientes síntomas:
  o Hematuria.
  o Albuminuria.
  o Hipertensión arterial.
Puede ser de evolución aguda o crónica.

En la pelvis renal
- Pielitis: generalmente asociada a infección renal, dando lugar a pielonefritis, que afecta al glomérulo, por lo que aparecerán alteraciones en el filtrado. .
- Hematuria.
- Fiebre.

En la vejiga urinaria
- Cistitis: que presenta una clínica característica:
  o Disuria: dificultad en la micción
  o Dolor al orinar
  o Polaquiuria

En la uretra
- Uretritis: con cínica parecida a la cistitis.

Así como las enfermedades del aparato urinario que hemos descrito se localizan en una zona determinada, en el caso de la tuberculosis renal pueden verse afectadas una cualquiera de ellas o varias a la vez. En estos casos infecciosos, el tratamiento será a base de antibióticos y antisépticos. Dentro de la patología del aparato urinario creemos interesante tratar más detenidamente tres afecciones: La insuficiencia renal, la litiasis urinaria y las neoplasias.

Insuficiencia renal
Es la disminución total o parcial de la actividad del riñón, con el trastorno correspondiente en la formación de la orina. Puede ser consecuencia de una glomerulonefritis, por ejemplo. Como síntomas presenta oliguria y el consiguiente aumento de urea sanguínea. Esto produce:
- Alteraciones en el equilibrio hidro-salino
- Hipertensión arterial

Tratamiento:
Es paliativo para intentar mantener la diuresis. Para ello se administran diuréticos (fármacos que aumentan la diuresis) y se instaura una dieta sin sal o hiposódica.

En la fase final de la enfermedad, cuando el riñón deja de funcionar totalmente, es preciso sustituir su función mediante aparatos mecánicos. A esta operación de filtrado y desintoxicación del organismo se le denomina "DIALISIS" y el enfermo debe acudir a los centros de Diálisis de forma periódica e indefinida, hasta efectuarle un trasplante de riñón.

Litiasis urinaria
En la composición de la orina se encuentran sales que son eliminadas por el riñón. En casos patológicos, estas sales pueden cristalizar formando pequeñas piedras o cálculos que pueden localizarse en cualquier parte del aparato urinario: cáliz renal, pelvis, uréter o vejiga, y su tamaño puede ser variable.

Se manifiestan clínicamente por:
- Dolor de tipo cólico en fosa lumbar extendido a los genitales.
- Síndrome urinario: Polaquiuria, Disuria, etc.

Tratamiento
- ✓ Administrar líquidos en abundancia, para conseguir un aumento del volumen de orina, y por consiguiente facilitar la expulsión del cálculo por arrastre del mismo.
- ✓ Espasmolíticos, para calmar el dolor.
- ✓ Dieta pobre en calcio, pues la mayoría de los cálculos están formados por calcio.

Neoplasias
En el riñón pueden originarse neoplasias de diferente naturaleza, epitelial, mesenquimal, neuroendocrina, hematopoyética, etc. La inmensa mayoría de los tumores son de naturaleza epitelial y de comportamiento maligno, los denominados carcinomas de células renales. Se manifiestan por hematuria.

Tratamiento:
- ✓ Extirpación del riñón (nefrectomía)
- ✓ Radioterapia.

Glándulas sudoríparas
Situadas en la piel, son órganos tubulares largos cuyas porciones secretoras se localizan en la dermis o en la región subcutánea. Mediante un conducto largo, se conecta la parte excretora de la glándula con la superficie cutánea, donde un orificio forma uno de los miles poros de la piel.

Al fenómeno secretor realizado a través de estas glándulas le denominamos TRANSPIRACIÓN o RESPIRACIÓN INSENSIBLE y es un sistema corporal, el evaporar el sudor de la superficie de la piel. El sudor, además de agua, contiene:
- Sodio.

- Potasio.
- Cloro.
- Amoníaco.
- Urea.

También existen sustancias como el alcohol que al ser muy diluibles pueden eliminarse por el sudor. El sudor será además influenciado por el tipo de alimentación, ya que si se ingiere gran cantidad de sustancias que produzcan amoníaco habrá una mayor eliminación del mismo a través de la orina y del sudor, aumentando el mal olor del mismo. El agua eliminada a través del sudor puede variar de 0 a 2 litros/hora y aún más si aumenta la temperatura del medio.

Las glándulas sudoríparas ejercen una función de desintoxicación de nuestro organismo y ayudan a mantener el equilibrio interno del mismo.

TEMA 8

EL APARATO REPRODUCTOR

Introducción

El aparato reproductor es el conjunto de órganos y conductos responsables de la producción, maduración y liberación de unas células que, encontrándose en el hombre y en la mujer por separado, al unirse darán lugar a un nuevo ser, consiguiéndose así la perpetuación de la especie.

Órganos genitales del hombre

Se compone de:

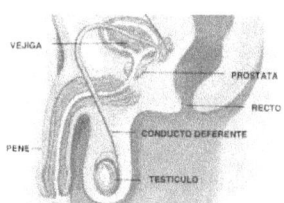

> ➢ Un órgano glandular, el TESTÍCULO, encargado de la elaboración de las células sexuales y un líquido acompañante. Al conjunto de células sexuales más el líquido se le denomina ESPERMA.
> ➢ Conductos destinados a transportar el esperma hacia el exterior, denominados VIAS ESPÉRMICAS. A estas dos partes esenciales hay que añadir:
> ➢ Las bolsas que contienen los testículos o ESCROTO.
> ➢ Un órgano copular: EL PENE.
> ➢ Glándulas anexas: PROSTATA, COWPER.
> ➢ Músculo y aponeurosis del PERINE.

Testículos

Son dos órganos glandulares, localizados en las bolsas escrotales, a los cuales incumbe la importante función de elaborar el elemento principal del esperma: las células sexuales o ESPERMATOZOIDES.

Los testículos durante el periodo embrionario, se hallan a nivel abdominal y al final del tercer mes de gestación descienden a nivel inguinal, para llegar finalmente al escroto, poco después del nacimiento. Cuando no descienden a su situación normal, se dice que hay una **Ectopia testicular**.

En condiciones normales los testículos tienen una coloración blanca azulada y algo rojiza cuando el órgano está repleto, poseyendo una consistencia firme y elástica parecida a la del globo ocular.

Cada testículo se compone de dos partes:
- El testículo propiamente dicho.
- Una parte accesoria, situada en su parte posterosuperior llamada EPIDIMO.

A su vez el testículo se compone de una cubierta o envoltura que recibe el nombre de ALBUGINIA y un tejido propio formado por los tubos

SEMINÍFEROS, en cuyo interior se formarán los ESPERMATOZOIDES. Dichos tubos seminíferos forman una red que va a desembocar al epidídimo.

Vías espermicas Al salir del conducto del epidídimo, el esperma recorre sucesivamente una serie de conductos que reciben los siguientes nombres:

El Conducto Deferente, que enlaza con la cola del epidídimo y se extiende hasta la vesícula seminal.

Las vesículas seminales, que son una especie de receptáculos músculo-membranosos extensibles y contráctiles en los cuales se va almacenando el esperma a medida que se va produciendo. Están localizadas a lo largo de la vejiga urinaria en su parte postero-inferior.

Los conductos eyaculadores, en número de dos: derecho e izquierdo unen al conducto deferente y a la vesícula seminal con la uretra, (conducto que en el hombre va de la vejiga de la orina al extremo del pene y por donde salen al exterior la orina y el esperma).

Cubiertas del testículo o bolsas escrotales
Se trata en realidad de una bolsa única con un rafe o sutura en el centro. La piel de las bolsas escrotales se encuentra plagada de numerosos surcos y toda esta zona es extraordinariamente sensible al tacto.

El pene
Es el órgano de copulación en el hombre, teniendo como función en el acto del coito, llevar el esperma a los órganos genitales de la mujer. Está situado inmediatamente por encima de las bolsas y por delante de la sínfisis púbica. En reposo, es flácido y pendula, por el contrario posee una consistencia dura dirigiéndose hacia arriba y hacia delante en estado de erección.

En él podemos distinguir una porción denominada cuerpo, de forma cilíndrica y aplanada de delante atrás (integrada por los dos cuerpos cavernosos y la uretra), y dos extremos, uno posterior y otro anterior. El extremo posterior del pene se denomina raíz y es fijo, siendo la base del mismo. El extremo anterior comprende a su vez el glande y el prepucio o repliegue tegumentario, dispuesto en forma de manguito libre alrededor del glande, al cual protege.

Glándulas anexas
Principalmente constituidas por la PRÓSTATA, que viene a situarse alrededor de la porción inicial de la uretra. Tiene como misión, la de segregar hormonas y sustancias que colaborar en la composición final del líquido seminal o esperma. Existen en dicho tramo de la uretra prostática, una serie de esfínteres que impiden el ascenso del esperma hacia la vejiga urinaria.

Otras glándulas secretoras de sustancias del líquido seminal son las llamadas GLÁDULAS COWPER, las cuales se encuentran en la proximidad de la próstata y también segregan una serie de sustancias.

El periné
Es un conjunto de músculos que forman el suelo de la pelvis.

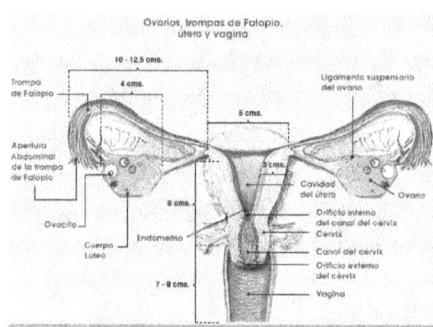

Órganos genitales de la mujer

El aparato genital de la mujer está situado profundamente en la excavación pélvica. Se compone esenciales de:

> Un cuerpo glandular denominado **ovario**, el cual tiene lugar la formación de las células germinales femeninas denominadas **óvulos**.

> Una serie de estructuras que a modo de conducto se extiende desde la vecindad del ovario hasta la superficie exterior del cuerpo, recibiendo según las porciones, los siguientes nombres:

* **Trompa de Falopio.**
* **Útero.**
* **Vagina.**

> Órganos genitales externos o **vulva.**
> Glándulas anexas
> Músculo y aponeurosis del **periné.**

Los ovarios

Son estructuras glandulares destinadas a la producción de óvulos. Son de forma ovoidea, de color blanco rosado en la niña, rojo en la mujer adulta y gris en la menopáusica. Su consistencia es semejante a la del testículo. Los ovarios se hallan fijados a las estructuras vecinas por importantes ligamentos. Al corte presentan una zona periférica denominada sustancia cortical, en la cual se hallan diseminados los folículos de Graaf (acumulaciones de células que en su interior contienen al óvulo en fase de maduración). Y una zona central denominada sustancia **medular**, en la que se encuentra gran cantidad de óvulos inmaduros.

Trompas

Son dos conductos situados uno a cada lado de la cavidad uterina cuya misión es el transporte de los óvulos maduros, desde la superficie del ovario a la cavidad uterina o útero. Miden aproximadamente de 10 a 12 cms, cada una y podemos distinguir tres porciones.

- Una porción interna o intersticial, en contacto con el fondo del útero.
- Una porción media denominada cuerpo.
- Una porción externa o pabellón en contacto con el ovario.

Útero

También denominados matriz, es un órgano hueco de paredes gruesas y contráctiles, destinadas a servir de receptáculo al óvulo después de la fecundación. Es en él donde tiene lugar la gestación de un nuevo ser. Está situado en la parte media de la excavación pélvica, entre las trompas, por encima de la vagina y entre la vejiga y el recto.

Está constituido por tres capas: la más externa recibe el nombre de **parametrio** y su consistencia es serosa; la media, denominada **miometrio** es de gran espesor y su consistencia es muscular, y la más interna denominada **endometrio** tiene consistencia mucosa.

Es en el Endometrio donde tiene lugar los cambios cíclicos que culminan cada veintiocho días con el desprendimiento del mismo, en caso de que no exista fecundación, dando lugar a la Menstruación.

Una de las partes más importantes del útero es su porción terminal o **cuello uterino,** en contacto con la vagina.

Vagina
Conducto músculo-membranoso destinado a ser órgano de la copulación en la mujer. De ahí proviene el nombre de vagina que significa envoltura. Su consistencia, como hemos dicho, es músculo-membranosa y posee una gran riqueza sensitiva, Es la continuación del útero y se extiende hasta los genitales externos.

La vulva
Está situada a continuación de la vagina representando los órganos genitales externos de la mujer.

Se compone de:
- Formaciones labiales, o labios de la vulva: labios mayores por fuera y labios menores por dentro.
- Un espacio interlabial constituido por:
    - Vestíbulo
    - Meato urinario
    - Orificio inferior de la vagina, en el que habrá que situar el Himen en el caso de que la mujer sea virgen.
- Un aparato eréctil denominado clítoris y los dos bulbos de la vagina.

Glándulas anexas
Son las denominadas Glándulas Uretrales y Periuretrales, y las Glándulas Vulvovaginales o Glándulas de Bartholino. Su principal función es la de secretar una sustancia que lubrifica la vagina.

FISIOLOGÍA DEL APARATO REPRODUCTOR MASCULINO

Espermatogenesis
Las Espermatogonias son las células germinativas primitivas que están en los tubos seminíferos y que al madurar se convierten en Espermatocitos Primarios.

Estos darán lugar, después de sucesivas divisiones, a los Espermatozoides maduros con capacidad fecundante. En el hombre se requieren 64 días para formar un espermatozoide maduro a partir de una célula germinativa primaria. A este proceso se le denomina espermatogénesis.

Cada Espermatozoide es una célula con una cabeza compuesta principalmente de material cromosómico y una cola o flagelo que le proporciona una gran movilidad. Los espermatozoides requieren una temperatura considerablemente inferior a la interna del cuerpo, siendo el motivo por el cual están alojados los testículos en el escroto y no en la cavidad abdominal.

Semen

El líquido eyaculado durante el orgasmo es el **semen,** que contiene los espermatozoides y las secreciones de las vesículas seminales, próstata, glándulas de Cowper y probablemente de las Glándulas uretrales. El volumen promedio por eyaculación es de 2,5 a 3,5 mililitros después de varios días de continencia. El volumen del semen y el número de espermatozoides decrece rápidamente con la eyaculación repetida. Aunque sólo se requiere un espermatozoide para fecundar el óvulo, normalmente existen cerca de 100 millones de espermatozoides por mililitro de semen. En el 50% de los hombres esta cantidad se reduce a 20-40 millones por mililitro y casi todo aquellos con una cantidad se espermatozoides menor de 20 millones por mililitro, son infértiles.

Erección

La erección se inicia mediante la dilatación y la posterior ingurgitación de las arterias del pene (cuerpos cavernosos) se llena de sangre y simultáneamente se impide el retorno venoso debido a una contracción de unos determinados esfínteres, se produce un aumento en la tensión de sus paredes, lo cual comporta un aumento del tamaño y la turgencia del mismo.

Eyaculación

La eyaculación implica la emisión, o sea el movimiento del semen hacia la uretra; la eyaculación propiamente dicha tiene lugar por la propulsión del semen fuera de la uretra durante el orgasmo. La erección y eyaculación consiguiente es desencadenada y mantenida por una serie de mecanismos reflejos y sensitivos de gran complejidad.

FISIOLOGÍA DEL APARATO GENITAL FEMENINO

Ciclo menstrual

El aparato reproductor femenino muestra cambios regulares cíclicos que pueden considerarse como una preparación periódica para la fecundación y el embarazo. La duración del ciclo es notoriamente variable en las mujeres, pero el promedio es de 28 días desde el inicio de un periodo menstrual, al comienzo del siguiente.

Ciclo ovárico

Debajo de la cápsula ovárica existen ya desde el nacimiento numerosos folículos primordiales, cada uno conteniendo un óvulo inmaduro. En la mujer que ha alcanzado la pubertad, uno de los folículos, hacia el sexto día del ciclo, empieza Graaf, en cuyo interior se hallan las células responsables de la secreción de hormonas estrogénicas.

Aproximadamente al 14° día del ciclo, el folículo distendido se rompe y el óvulo maduro es expulsado a la cavidad abdominal, este es el proceso de la **ovulación**. EL óvulo es recogido de la cavidad abdominal por los extremos de las trompas de Falopio y transportado al útero. En caso de no producirse fecundación, será expulsado con la menstruación siguiente.

Los folículos que se agrandan pero que no ovulan, degeneran y se convierten en folículos atrésicos o viejos. El folículo que se rompe en la ovulación se transforma en el **cuerpo lúteo.**

Este **cuerpo lúteo** está constituido por células secretoras de hormonas estrogénicas y progesterona. Si ha habido fecundación el cuerpo lúteo persiste en su secreción hormonal, que contribuye a la fijación del huevo a la pared uterina.

Si no existe embarazo el cuerpo lúteo degenera aproximadamente cuatro días antes de la siguiente regla, hasta que es reemplazado por el tejido cicatricial.

Ciclo uterino

Distinguimos en este ciclo dos fases bien diferenciadas llamadas: Fase **proliferativa** y Fase **secretora**

La Fase Proliferativa, comprende desde el 5° al 14° día del ciclo menstrual.

Al final de la menstruación todas las capas del endometrio, excepto las más profundas, se han desprendidos y es a partir del 5° día cuando empiezan a regenerar y aumentar de grosor bajo la influencia de las hormonas estrogénicas secretoras por el folículo de Graaf en desarrollo. Las Glándulas uterinas crecen en longitud pero aún no secretan ninguna substancia.

La Fase Secretora, comprende desde el 14° día hasta el 28° del ciclo menstrual. Después de la ovulación, el endometrio se vuelve ligeramente edematoso y sus glándulas segregan activamente las substancias que permitirán la anidación de un posible óvulo fecundado. Estos cambios se producen bajo la acción de los estrógenos y la progesterona, provenientes del cuerpo lúteo.

Desde el punto de vista de la fecundación endometrial, la fase secretora representa la restauración del epitelio perdido en la menstruación precedente y la fase secretora representa la preparación del útero para la implantación del óvulo fecundado. Si no ha habido fecundación el cuerpo lúteo involuciona disminuyendo por consiguiente el aporte hormonal que mantenía al endometrio, el cual se desprende iniciándose un nuevo ciclo.

La menstruación consiste, pues, en el desprendimiento del endometrio junto con la necrosis o destrucción de las arterias que lo irrigan. La duración por términos medio este proceso es de 5 días, con una pérdida de sangre de 30 mililitros en total, aunque varía considerablemente de mujer a mujer. La mucosa del cuello uterino no experimenta descamación cíclica, pero existen cambios regulares en el moco del cuello uterino.

Los estrógenos hacen al moco más fluido y alcalino y la progesterona lo vuelve más viscoso y denso. El moco más fluido corresponde al momento de la evolución para facilitar el paso de los espermatozoides por el cuello del útero en su camino hacia las Trompas de Falopio.

Patologías del aparato genital

Las causas más frecuentes que producirán alteraciones orgánicas o funcionales del aparato genital son las siguientes:
- ✓ Infecciosas y/o inflamatorias.
- ✓ Neuroendocrinas.
- ✓ Tumorales.
- ✓ Malformaciones congénitas.
- ✓ Psíquicas.

Infecciosas y/o inflamatorias

Dependerán del agente causal y del órgano afectado:

En el hombre, las enfermedades más frecuentes son:
- ✓ Orquitis: inflamación de los testículos.
- ✓ Epididimitis: inflamación del epidídimo.
- ✓ Prostatitis: inflamación de la próstata.
- ✓ Uretritis: inflamación de la uretra.

Existe una serie de enfermedades de carácter infectocontagiosas trasmitidas por contacto sexual denominadas **enfermedades venéreas**, entre las cuales se halla la Sífilis, cuyo agente causal es el Treponema, y la Gonorrea, cuyo agente causal es el Gonococo.

En la mujer pueden producirse:
- Anexitis: inflamación de ovarios y anexos.
- Vaginitis: inflamación de la vagina.
- Y también la Sífilis y la Gonorrea.

Neuroendocrina

Por alteración de la secreción hormonal del propio órgano o bien de otras glándulas endocrinas, como el Hipotálamo, Hipófisis, etc., que pueden dar lugar a un aumento o disminución de sus hormonas, produciendo en la mujer.
- Hiperestronismo: aumento de la secreción de estrógenos.
- Hipoestronismo: disminución de la secreción de estrógenos.

Algunos de los síntomas que pueden aparecer en estas enfermedades son:
- Amenorrea: ausencia de menstruación.
- Hipomenorrea: disminución de la cantidad de sangre menstrual.
- Dismenorrea: reglas excesivamente dolorosas.
- Metrorragias: sangrado uterino que aparecerá fuera del ciclo normal.

Tumorales

Tanto el hombre con en la mujer pueden aparecer tumores benignos o malignos a cualquier nivel del aparato genital.

En el hombre los más frecuentes son:
- Adenoma de próstata: tumor benigno.
- Carcinoma de próstata: tumor maligno.

En la mujer lo más frecuentes son:
- Mioma: tumor benigno del útero.

-   Carcinoma: tumor maligno en el cuello del útero.

Malformaciones congénitas
Las más frecuentes son:
-   Hipogonadismo: escaso desarrollo gonadal, tanto de testículos como de ovarios.
-   Hermafroditismo: existencia en un mismo individuo de los dos sexos o de algunos caracteres de ambos.
-   Agenesia: ausencia de algún órgano del aparto genital correspondiente.

Psíquicas
Las alteraciones psíquicas (nerviosismo, depresión, ansiedad, etc.), pueden influir sobre la fisiología hormonal, dando lugar a síntomas que en principio nos puede hacer pensar en la existencia de un trastorno orgánico.

Por ejemplo:
- Dismenorrea.
- Amenorrea.
- Esterilidad Psicogénica.
- Impotencia: falta de erección y/o eyaculación.

Terapéutica
Los tratamientos serán distintos según la etiología, y/ o sintomatología.

Así podrá utilizarse: terapéutica antibiótica, terapéutica antiinflamatoria, terapéutica hormonal, terapéutica analgésica, terapéutica sedante o métodos físicos (radioterapia) o quirúrgicos. En la práctica gran número de estas afecciones se trata con una terapéutica combinada.

Por último mencionaremos simplemente, que los anticonceptivos son aquellos fármacos destinados a impedir la ovulación. Existen otros métodos destinados a impedir la concepción de forma física, tales como el diafragma, la espiral, etc.

TEMA 9

ENDOCRINOLOGÍA

Introducción

Como hemos estudiado anteriormente, el cuerpo humano está constituido por distintos órganos y aparatos, cada uno con su función específica: Aparato respiratorio, Circulatorio, Digestivo, etc. Para que el funcionamiento de cada uno de ellos sea lo más armónico posible, el organismo dispone de dos mecanismos:

- ✓ **Bolsa en el labio**
- ✓ **Sistema Nervioso:** coordina la vida de relación y movimientos así como la vida inconsciente.
- ✓ **Sistema Hormonal o endocrino:** armoniza el metabolismo, crecimiento y reproducción. Comprende un conjunto de glándulas de secreción de sustancias, llamadas hormonas, que vertidas a la sangre actuarán de una forma específica, sobre todas las células del organismo.

Sistema endocrino

La glándula es un órgano capaz de segregar determinadas sustancias, tal y como comentábamos en el tema del Aparato Digestivo. Ahora daremos un paso adelante y diferenciaremos dos tipos de glándulas.

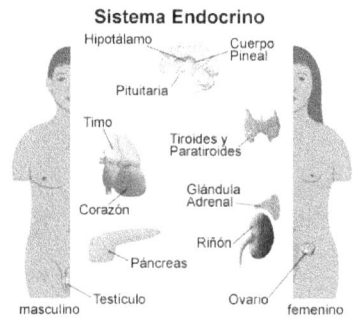

Sistema Endocrino

Las de secreción externa o exocrinas: Vierten su secreción al exterior. Ejemplo: Sudoríparas, G. salivares, G. digestivas, etc.

Glándulas de secreción interna o endocrina: Vierten su secreción hormonal directamente a la sangre. Estas serán las que estudiaremos en este tema, y las podemos dividir en:

- Hipotálamo
- Hipófisis
- Epífisis
- Tiroides
- Paratiroides
- Suprarrenales
- Páncreas
- Glándulas sexuales

ANATOMÍA Y FISIOLOGÍA

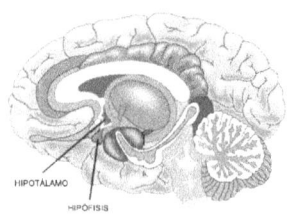

Hipotálamo

Consta de una serie de núcleos nerviosos situados en el encéfalo, que segregan unas sustancias hormonales o factores de liberación que actúan sobre la hipófisis, estimulando la secreción de hormonas hipofisarias.

Hipófisis
Glándula situada en la base del cerebro, contenida en un espacio óseo denominado **silla turca**. Consta de dos partes funcionales distintas:

Lóbulo posterior o Neurohipófisis que segregan dos hormonas.

- **Hormonas antidiurética o ADH:** su acción consiste en aumentar la retención acuosa (de agua) del organismo a nivel del túbulo renal provocando una disminución de la diuresis.
- **Hormona oxitocina:** estimula la musculatura de la fibra lisa principalmente del útero, teniendo singular importancia su acción, sobre el mecanismo del parto.

Lóbulo anterior o Adenohiófisis que segregan gran cantidad de hormonas.
- **Hormonas de crecimiento o STH**: actúa sobre todas las células del organismo estimulando su desarrollo, ejemplo: fibras musculares, huesos, cartílagos, etc.
- **Prolactina:** estimula la secreción láctea después del parto.
- **Hormona Melanotropa o MSH:** estimula la secreción de melanina por unas células denominadas melanocitos. Esta sustancia es la encargada de aumentar la pigmentación de la piel.
- **Hormona Tiroidea o TSH:** estimula la secreción de la glándula de Tiroides.
- **Gonadotrofinas. Son dos la FSH y la LH:** estimula la secreción de hormonas sexuales favoreciendo la maduración de los órganos genitales, (testículo y ovario).
- **F.S.H: Hormona folículo-estimulante,** actúa sobre la ovulación, en la mujer, y sobre la espermatogénesis en el hombre, es decir, actúa a nivel de las glándulas reproductoras.
- **L.H: Hormona luteinizante** tiene su acción sobre el cuerpo lúteo (cicatriz que queda en un ovario después de expulsar el óvulo).
- **Hormona Adrenocorticotropa ACTH:** Estimula la secreción de las hormonas que segregan la glándula suprarrenal.

Dentro del conjunto de estas hormonas existen unas que actúan directamente sobre un órgano o tejido determinado, ejemplo: Oxitocina, sobre un órgano intermediario estimulando su actividad hormonal, ejemplo: la tirotropina, estimula la glándula tiroides que a su vez segregará la hormona tiroidea o tiroxina. En general podemos decir que la hipófisis actúa, y en cierta manera controla a las demás glándulas endocrinas.

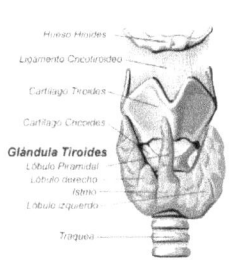

Tiroides
Glándula situada en la parte anterior del cuello abrazando por delante al cartílago del mismo nombre; consta de dos lóbulos situados a ambos lados de la tráquea. Cuando aumenta de tamaño puede palparse una tumoración en la parte anterior del cuello, denominada **bocio**.

Como hemos visto anteriormente, su secreción está regulada por la hormona hipofisiaria, o tirotropina, la cual estimulará la glándula para la secreción de tiroxina y está a su vez, actúa sobre el sistema nervioso, sistema circulatorio y metabolismo corporal.

Paratiroides

Son dos pares de glándulas situadas por detrás y a ambos lados del tiroides. Segregan paratohormonas, la cual intervienen activamente en el metabolismo del calcio. La regulación de esta hormona viene dada por la cantidad de calcio en sangre.

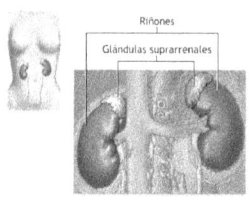

Suprarrenales

Glándulas, en número de dos, situadas por encima del polo superior del riñón, una en el izquierdo y la otra en el derecho.

Cada una se compone de dos partes:

Corteza suprarrenal: porción periférica de la glándula que segrega:
- **Mineralocorticoides**, el más importante es la Aldosterona que actúa sobre la regulación hidrosalina a nivel renal.
- **Glucocorticoides,** cortisol que actúa sobre el catabolismo de los hidratos de carbono y sobre las reacciones inflamatorias.
- **Andrógenos,** son hormonas masculinas que están presentes en ambos sexos, aunque en mayor proporción en el hombre. Son responsables de la aparición del vello tanto en el hombre como en la mujer.

Médulas suprarrenales: porción central de la glándula que segrega:
- **Adrenalina** que da lugar a la vasoconstricción, taquicardia, hipertensión, etc. Vemos pues que actúa principalmente sobre el aparato cardiocirculatorio. La secreción de las glándulas suprarrenales está regulada por la hormona hipofisiaria adrenocorticotropa o **ACTH.**

Hay que destacar que la secreción de corticoides no es igual en todo el día, sino que es mayor por la mañana que por la noche.

Gónada o glándulas sexuales

Femeninas: Ovarios, que segregan estrógenos y progesterona. Su secreción está regulada por gonadotrofinas hipofisiarias. Las hormonas sexuales femeninas son imprescindibles para:
- ✓ Desarrollo de los órganos genitales.
- ✓ Ciclo menstrual: los estrógenos, actúan primordialmente durante la primera mitad y la progesterona sobre la segunda mitad del ciclo.
- ✓ Desarrollo de los caracteres sexuales secundarios: Distribución del vello, de la cara, desarrollo mamario, etc.
- ✓ Mantenimiento del embarazo: es debido principalmente a la progesterona.

Masculinas: Testículos, que segregan la testosterona, hormona masculina cuya acción produce:
- ✓ Desarrollo de los órganos genitales.
- ✓ Desarrollo de los caracteres sexuales secundarios.
- ✓ Desarrollo óseo y muscular
- ✓ Distribución del vello en barba, pubis, etc.
- ✓ Acción sobre el metabolismo corporal.
- ✓ Espermatogénesis: formación de espermatozoides.

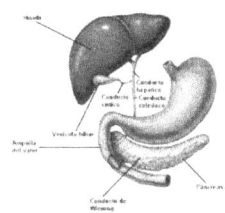

Páncreas
Glándula situada en el interior del abdomen y enmarcada por la parte del intestino delgado denominado duodeno.

Posee una doble función:

- **Exocrina:** vertiendo al tubo digestivo las enzimas necesarias para la digestión.
  - **Endocrina**: secretora de Insulina y glucagon. Ambas hormonas tienen efectos contrarios e intervienen en la regulación de los hidratos de carbono.

La acción de la Insulina consiste en facilitar el paso de glucosa al interior de la célula, disminuye así la glucosa libre en la sangre.

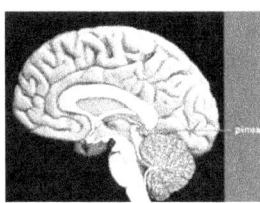

Epífisis
O glándula Pineal, situada en el encéfalo, segregan una hormona que inhibe el desarrollo genital. Con la pubertad la glándula involuciona y al dejar de actuar la hormona, permite el desarrollo puberal.
De todas formas su acción concreta aún no está bien delimitada.

Regulación del sistema endocrino
Se produce por dos medios diferentes:
- ➤ **Directamente:** los aumentos o disminuciones de los niveles de hormonas en sangre frenan o estimulan al órgano, para la secreción de más o menos hormonas.
- ➤ **A través de un sistema intermediario:** en este caso, las variaciones de los niveles hormonales en sangre, no actúan directamente sobre la glándula secretora sino que lo hacen primero sobre el sistema constituidos por hipotálamo e hipófisis y estos son los que a su vez producen substancias, tal como hemos visto anteriormente, capaces de estimular a la glándula. A este mecanismo se le conoce con el nombre de "feedback" o retro-alimentación.

Patología
La patología del sistema endocrino abarca todas aquellas enfermedades que dan lugar a hipofunción o glandular, es decir, disminución de la secreción hormonal o a una hiperfunción o aumento de la secreción de la glándula, con las consiguientes manifestaciones clínicas. Generalmente, son debidas a procesos

tumorales o hiperplasias glandulares (aumento del número de células glandulares). A continuación estudiaremos las afecciones más características.

Hipófisis

Adenohipófisis - Hiperfunción: generalmente la que se afecta con más frecuencia es la **STH,** debido a procesos tumorales. Si se manifiesta en la infancia, antes de que haya finalizado el desarrollo óseo, dará lugar al **gigantismo.** Si aparece en la edad adulta, da lugar a una enfermedad denominada **acromegalia** que se caracteriza por el aumento de las partes acras o distales del cuerpo: cara, manos y pies.

Tratamiento: Radioterapia o extirpación quirúrgica del tumor.

Adenohipófisis - Hipofunción: se manifiesta por una disminución de todas aquellas hormonas cuya actividad dependa del buen funcionamiento de la hipófisis. Así podremos encontrar: Hipotiroidismo, hipogonadismo, enanismo, etc. dependerá de la hormona u hormonas afectadas.

Tratamiento: sustitutivo administrando las sustancias que falten.

Neurohipófisis - Hipofunción: afecta principalmente a la hormona antidiurética que al hallarse en menor cantidad, da lugar a un síndrome caracterizado por poliuria intensa. La enfermedad se denomina "Diabetes Insípida".

Tratamiento: sustitutivo, mediante la administración de ADH (hormona antidiurética).

Ttiroides

Hiperfunción: da lugar a un aumento de la concentración de tiroxina en sangre. Se manifiesta con una serie de síntomas: Irritabilidad nerviosa, temblor, taquicardia, sudoración profusa, hipertensión, exoftalmía (protunción de los globos oculares hacia fuera), constituyendo la enfermedad de **basse dow - graves o hipertiroidismo.**

Tratamiento: Antitiroideos.
Extirpación quirúrgica
Radioterapia.

Hipofunción: se caracteriza por una disminución de la concentración de tiroxina en sangre. La enfermedad que produce se denomina Mixedema o Hipotidismo. En el niño se manifestará con cretinismo o retraso mental; enanismo y obesidad, hipotensión, bradicardia, sequedad de piel, bradipsiquia, (enlentecimiento de la actividad mental.)

Tratamiento: sustitutivo, administrando tiroxina o preparados yodados.
Tanto en el caso de la hipofunción, como en el de la hiperfunción, puede haber aumento del tamaño de la glándula, denominado **bocio.**

Suprarrenales

Hiperfunción: da lugar al síndrome de CUSHING, caracterizado por:
- Hipertensión.
- Hirsutismo (aumento del vello corporal).
- Obesidad (cara de luna llena, aumentos de la grasa en la zona alta de la espalda).

Generalmente es debido a una hiperplasia suprarrenal.

Tratamiento: extirpación quirúrgica

Hipofunción: enfermedad de Addison, caracterizada por:
- Astenia, cansancio.
- Hiperpigmentación cutánea
- Hipotensión

Tratamiento: sustitutivo, administrando hormonas Corticoesteroides.

Páncreas
En este caso hablamos únicamente de **hipofunción.**
La insuficiencia pancreática cursa con una enfermedad denominada **diabetes sacarina**. En ella existe un déficit de insulina; ésta no es suficiente para hacer penetrar la Glucosa en el interior de la célula dando lugar a una Hiperglucemia (aumento de glucosa en sangre). Cuando dicho aumento sobrepasa los 1,80 en sangre): Cuando dicho aumento sobrepasas los 1,80 gr./l. Se eliminará por la orina dando lugar a glucosurina (presencia de glucosa en orina). Estas alteraciones dan lugar a los tres síntomas típicos de la Diabetes.
- Polidipsia: el enfermo tiene mucha sed y bebe mucho.
- Poliuria: elimina mucho agua por la orina y en gran cantidad.
- Polifagia: el paciente tiene mucha hambre y por consiguiente come en exceso.

Tratamiento:
- Dieta hipoglucémica (dieta pobre en azúcar).
- Insulina subcutánea.
- Antidiabéticos orales.

Existen otra serie de enfermedades que afectan a otras tantas glándulas endocrinas, como las glándulas sexuales, que no citamos a continuación debido a la complejidad y extensión del tema y que comprometería la idea del conjunto que no hemos propuesto al hablar de las glándulas endocrinas.

TEMA 10

EL SISTEMA NERVIOSO

Introducción
El sistema nervioso es uno de los más complejos y el que presenta mayor dificultad de compresión. Debido a su gran complejidad es preciso omitir los aspectos científicos más detallados del mismo, y abordarlos de forma elemental pensando más en su finalidad que en su esencia.

Anatomía
El sistema nervioso lo podemos dividir en dos unidades funcionales:

- **Sistema cerebro-espinal.**
- **Sistema nervioso autónomo o vegetativo**

Sistema cerebro-espinal
Es el sistema encargado de la vida de relación y comprende el Sistema Nervioso, Central y el Sistema Nervioso Periférico.

Sistema Nervioso Central
Comprende: Cerebro, Cerebelo, Bulbo Raquídeo y Médula Espinal.

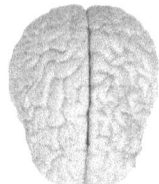

Cerebro
El cerebro está dividido en dos hemisferios, derecho e izquierdo, unidos entre sí. En estos hemisferios podemos apreciar unas hendiduras o surcos denominados **cisuras** y entre estos surcos, destacan unos relieves denominados a su vez **circunvoluciones.**

En estas circunvoluciones donde se hallan localizadas parte de las áreas responsables de las distintas funciones (área visual, área nutritiva, etc).

En el interior de la masa encefálica (cerebro, cerebelo, bulbo y médula), quedan unos espacios denominados **ventrículos.** Estas cavidades comunican entre sí y es por ellas por donde discurre el **L.C.R** (líquido Céfalo-Raquídeo).

El cerebro pesa aproximadamente 1200-1400 grs. Variando de una raza a otra y de un sexo a otro.

La parte más externa del cerebro está formada por la denominada **sustancia gris** integrada por células nerviosas o neuronas. La parte interna está formada por **sustancia blanca**, integrada por fibras que constituyen la prolongación de las células nerviosas.

Dichas fibras se cruzan a la entrada y a la salida del cerebro, por ello una orden recibida en un área del hemisferio izquierdo será ejecutada por un miembro del lado derecho y viceversa.

El cerebro es el órgano donde se reciben todas las percepciones sensitivas y sensoriales y desde doce parten las órdenes motoras encargadas de ejecutar los distintos movimientos. Asimismo, también se hallan localizados en él, los centros del a vista, oído, de la memoria, la palabra, etc. y todas las denominadas acciones superiores: pensar, discurrir razonar, que implican elaboración y ordenación entre las distintas áreas.

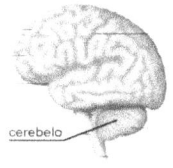

Cerebelo
Situado en la parte posterior del cráneo, por detrás y caudal al cerebro. Al igual que él, está constituido por dos hemisferios con numerosos surcos, pero las fibras que salen de sus células casi se entrecruzan. Su misión es filtrar las órdenes que proceden del cerebro, así como mantener el equilibrio.

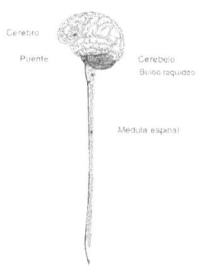

Bulbo Raquídeo
Es la porción del Sistema Nervioso que se halla a continuación del cerebro y por encima de la médula. También distinguiremos en él una zona de materia blanca y otra de gris. Por el mismo discurren fibras que conducen la sensibilidad consciente-voluntaria y la involuntaria.

En el bulbo raquídeo radican los centros vitales, como el centro respiratorio, centro cardíaco, etc.

Médula Espinal
Es el tejido nervioso que hay a continuación del bulbo. Tiene una forma cilíndrica y se halla alojada en el interior y a todo lo largo del conducto raquídeo que forma la Columna Vertebral. Periféricamente encontramos materia blanca y en el centro materia gris dispuesta en forma de "H" o en alas de mariposa.

La médula espinal termina en una formación denominada "Cola de Caballo", ya que el eje central salen infinidad de nervios. A nivel del bulbo y de la médula se transmiten al cerebro las sensaciones percibidas en la periferia y al mismo tiempo se transmiten las órdenes procedentes del cerebro hacia los nervios periféricos, que estimularán al aparato locomotor. Todas estas porciones del sistema nervioso se hallan bañadas, ya sea interna o externamente, por el líquido cefalorraquídeo (L.C.R.) Asimismo se hallan recubiertas existen en números de tres.
- La más externa denominada **duramadre**, en contacto directo con el hueso.
- La media o **aracnoides** repleta de vasos para alimentar el tejido nervioso.
- La interna, denominada **piamadre**, en contacto directo con la masa encefálica e incluso e introduciéndose entre sus cisuras.

Sistema Nervioso Periférico
Compuesto por el conjunto de fibras que al agruparse darán lugar a la formación de los **nervios**, los cuales a modo de "cables", unos procederán de la médula y se denominaran **motores,** y otros se dirigirán hacia la misma, siendo entonces

denominados **sensitivos.** Algunos de dichos nerviosos sensitivos poseen en su interior fibras del sistema neurovegetativo o autónomo denominándose entonces Nervios Mixtos.

Si se establece una clasificación de los nervios del Sistema Periférico tenemos: Nervios o Pares craneales y Nervios Raquídeos.

Los denominados **pares craneales**, en número de 12 poseen nombres específicos, ya que se hallan completamente individualizados.

> ➢ Nervio **olfatorio**: cuya misión es la olfación.
> ➢ Nervio **óptico:** cuya misión es la visión.
> ➢ Nervio **motor ocular común:** dedicado a los movimientos de los ojos.
> ➢ Nervio **patético:** también dedicado a los movimientos de los ojos.
> ➢ Nervio **trigémino:** para la sensibilidad de la cara.
> ➢ Nervio **motor ocular externo:** dedicado a los movimientos de ojos.
> ➢ Nervio **facial:** dedicado a los movimientos de la musculatura de la cara.
> ➢ Nervio **estatoacústico:** dedicado a las funciones del equilibrio y de la audición.
> ➢ Nervio **glosofaríngeo:** para la movilidad de la faringe.
> ➢ Nervio **vago o neumogástrico:** para las vísceras.
> ➢ Nervio **espinal:** laringe, faringe y médula espinal.
> ➢ Nervio **hipogloso:** para los movimientos de la lengua.

Los denominados **nervios raquídeos,** los cuales emergen de la médula y salen de la columna vertebral por los orificios de conjunción, existiendo en número de 31 pares, que dan lugar a los denominados plexos, o haces de nervios, siendo los más importantes:
> ➢ **Plexo cervical:** el cual inervará la región del cuello y el diafragma (Nervio Frénico). Está constituido por 8 pares de nervios.
> ➢ **Plexo branquial:** de donde salen, los nervios de los miembros superiores teniendo como nervios principales el Circunflejo, el Radial, el Cubital, etc.
> ➢ **Plexo lumbar:** destinado a la parte anterior del miembro inferior, siendo el nervio principal el Crural.
> ➢ **Plexo sacro:** destinado a la parte posterior del muslo, cuyo nervio principal es el Ciático.

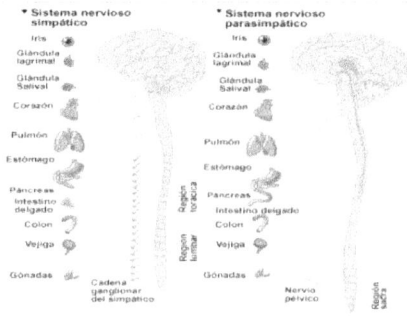

Sistema nervioso autónomo o vegetativo
Constituido por columnas ganglionares, y ganglios distribuidos en el interior de las vísceras, es muy difícil de sintetizar. Comprende básicamente:

Sistema Nervioso Simpático.
Sistema Nervioso Parasimpático

Ambos sistemas, el simpático es paravertebral, es decir, al lado de la columna vertebral.

El sistema parasimpático, por el contrario, tiene ganglios dispersos por todo el organismo, localizado normalmente al lado del órgano o víscera sobre el que actúan.

Fisiología: Funciones generales del sistema nervioso.
Las más importantes son:
  - ➤ Descubrir los cambios se sienten antes de ser interpretados: por esto se denomina a esta función, **función sensorial sensación.** Gracias a la acción del sistema nervioso podemos descubrir varios cambios:
    - Cambio en los fenómenos del medio ambiente, externo al organismo, a los cuales el individuo debe adaptarse o en ocasiones defenderse. Dichos cambios son percibidos gracias a los sentidos especiales, tales como: la Visión, el Oído, el Gusto, y las sensaciones generales de Tacto, Dolor, Temperatura y Presión.
    - Cambios en la orientación espacial del cuerpo y sus partes.
    - Cambios en la función corporal, ya sea en las vísceras, en los músculos o bien en las articulaciones.
    - Pequeñísimos cambios en el medio interno de las células y los tejidos. Por ejemplo: hidratación, temperatura, presión arterial, necesidades de oxígeno, etc.
  - ➤ Iniciar y regular las funciones de los tejidos, que requieren un estímulo extrínseco para activarse. Por ejemplo: contracción de los músculos voluntarios e involuntarios, secreción glandular, etc. A esta acción se de denomina **Acción Motora.**
  - ➤ Coordinar la actividades de unidades, partes u órganos con otras estructuras, así a la contracción de una determinadas masas musculares, simultáneamente tiene lugar la contracción de otras con lo cual se consiguen acciones conjuntas, tales como girar la cabeza de tal forma que puedan seguir los movimientos de los ojos de forma simultánea.
  - ➤ Conducir los impulsos generales en las células nerviosas hacia el sistema nervioso central o hacia puntos alejados de él.

La transmisión y la distribución de los impulsos que se originan en sus células, son básicas para todas las funciones del propio Sistema Nervioso.

Unidad funcional del sistema nervioso

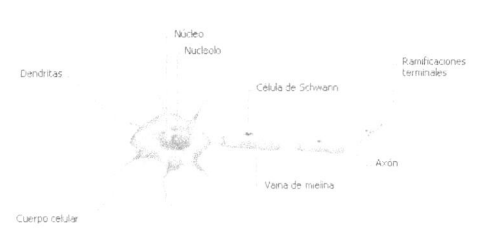

La unidad funcional del sistema nervioso es la **neurona.** La **neurona** es una célula, que posee determinadas prolongaciones con terminaciones especializadas y reúne una serie de características. Existen por miles de millones, tanto en el Sistema Nervioso Central, como en los ganglios,

y tienen tamaño y forma variables:
- El **axón** o **cilindroeje**, prolongación única.
- Las **dendritas** o   prolongaciones múltiples más pequeñas que el Axón. El estímulo es conducido siempre en la dirección de entrada por las dendritas y de salida por el axón.

De esta forma una célula nerviosa puede cumplir su misión gracias a sus funciones, la de ser capaz de excitarse, la de ser capaz de conducir el estímulo, denominándose estos procesos excitabilidad y continuidad.

Funcionamiento
Las neuronas podemos agruparlas funcionalmente según la misión que van a efectuar, estas agrupaciones de neuronas constituirán componentes funcionales del sistema nervioso, y así se establecerán **Funciones motoras** o **Funciones sensitivas**

Será pues necesario diferenciar los términos de "motor, **eferente** o **efector**", que siempre se referirán a impulsos generales en el Sistema Nervioso Central que viajarán en el sentido de **alejarse de él** mediante las vías que le ofrece el Sistema Nervioso Periférico. Las fibras "aferentes sensitivas", proporcionan impulsos que **viajan hacia** el Sistema Nervioso Central, informándole gracias a los distintos receptores que poseen, los cuales han captado los estímulos del exterior.

El encéfalo, una vez recibida la información, a través de las vías eferentes o sensitivas, la elabora y emite una respuesta adecuada que trasmite a las vías eferentes o motoras.

Patología
La Patología del Sistema Nervioso es compleja dado que admite, no sólo una pluralidad de causas, sino una pluralidad de manifestaciones. Todos los agentes que pueden causar enfermedad en el resto de los sistemas pueden provocarlos también en el sistema nervioso, pero en él se añade un nuevo factor que le da características de gravedad, dicho factor es la **irreversibilidad.**

Esta irreversibilidad viene explicada porque si bien en el resto de afecciones, el organismo tiene previsto un sistema de defensa y de recuperación, en el sistema nervioso, aunque exista un sistema de defensa, no existe un sistema de recuperación, lo cual comporta un deterioro más o menos acentuado de las funciones regidas por el mismo, ya que cuando una neurona muere, no puede ser sustituida por ninguna otra célula, ni se genera otra neurona a partir de las ya existentes. Así pues podríamos estructurar de tal forma la patología del sistema nervioso que nos encontraríamos con lo siguiente:

Alteraciones en las fibras motoras
Si la alteración se localiza en las fibras con funcionalidad motora, obtendremos como consecuencia de la alteración, lo que denominamos **parálisis**, ya sea de una sola masa muscular o de varias masas musculares; dependiendo del grado de afectación e implicado una pérdida de movimientos de la masa muscular afectada, podemos hablar de:
- Monoplejia: parálisis de una extremidad.
- Paraplejia: parálisis de dos extremidades.

- Tetraplejia: parálisis de las cuatro extremidades.
- Hemiplejia: parálisis de medio cuerpo comprendió una extremidad superior, la extremidad inferior del mismo lado y la hemicara correspondiente.

Alteraciones en las fibras sensitivas

Si la alteración reside en las fibras sensitivas, al faltar una recepción y una información, la respuesta motora podrá efectuarse pero estará alterada. Existe además en estos casos trastornos de la sensibilidad, los cuales podrán ser localizados y ocuparán una determinada extensión de la superficie corporal, siendo parciales, totales o segmentarios. El paciente no percibirá los estímulos.

Alteraciones en encéfalo

Si la lesión nos afecta al encéfalo o a centros superiores, obtendremos alteraciones en el conjunto de las funciones. Sus causas pueden ser las siguientes:

✓ **Causas congénitas:** defecto del desarrollo y de la constitución del Sistema Nervioso que han tenido lugar en el periodo embrionario (durante el embarazo). EJ.Raquisquisis, Hidrocefalia, etc.

✓ **Causas infecciosas:** existen determinados gérmenes que parecen poseer una especial predilección por las estructuras del sistema nervioso. Ej: germen polio, meningococo, etc.

✓ **Causas traumáticas:** destrucción total o parcial mediante agentes externos tales como traumatismo, ya sea por aplastamiento o por sección.

✓ **Causas vasculares:** tanto por existir un déficit en el aporte de oxígeno, como por una rotura del vaso que se halla en el interior de las estructuras nerviosas. Ej: Hipertensión arterial como causa más frecuente de un accidente vascular cerebral.

✓ **Causas tóxicas:** gran cantidad de sustancias actúan sobre el sistema nervioso, ya sea excitándolo, ya sea sedándolo o deprimiéndolo, alterándolo de forma aguda o bien lentamente provocando un deterioro del mismo.

✓ **Causas neoformativas:** serían de los tumores que pueden ser de varios tipos, modificándose el pronóstico según el tipo de tumor y la localización del mismo.

✓ **Causas desconocidas:** focos irritativos que ocasionan descargas parciales o totales: **EPILEPSIAS.**

La forma de averiguar el buen funcionamiento del sistema nervioso está basada en la **exploración clínica** del enfermo, provocándole una serie de estímulos y obteniendo unas correctas respuestas. A estas respuestas conocidas de antemano, se las denomina **REFLEJOS**.

Al médico especialista del sistema nervioso se le denomina **Neurólogo**, y al que quirúrgicamente actúa sobre el mismo se denomina **Neurocirujano**.
Existen además numerosas pruebas complementarias para ayudar al diagnostico de una alteración neurológica, siendo las más importantes las siguientes: La Neurología, la Neurofisiología, (Electroencefalograma y Electromiograma), la Neuroanatomía, (Anatomía Patológica), etc.

Tratamiento

El tratamiento de la patología neurológica puede ser: **médico** y **quirúrgico,** pero es en esta especialidad donde un tratamiento como el que proporciona la **rehabilitación** tiene una gran aplicación.

Tratamiento médico
- Complejos Vitamínicos, especialmente el grupo Vitamínico B. Corticoides para disminuir la inflamación.
- Antineuríticos o antineurálgicos, para aliviar los dolores.
- Antibióticos, ya sea mediante aplicación general o local, en las alteraciones de tipo infeccioso.

Tratamiento quirúrgico

Indicado principalmente en tumoraciones, secciones nerviosas, malformaciones y roturas vasculares.

Rehabilitación

Fisioterapia mediante onda corta, infrarrojos, hidroterapia, quinesoterapia, (masaje o movimientos pasivos o activos de los miembros afectos, para impedir al máximo la atrofia muscular).

TEMA 11

ORGANOS DE LOS SENTIDOS

Introducción

Como órganos de los sentidos se entienden aquellos que tienen una misión sensorial donde van a estar localizados los órganos receptores de los diferentes sentidos. En este tema vamos a estudiar: el sentido de la vista, cuyos órganos periféricos son los ojos; la audición y el equilibrio, que se encargará el oído; el olfato, que se centrará en las fosas nasales; el gusto, principalmente en las papilas gustativas de la lengua y por último el tacto, que estará localizado en piel.

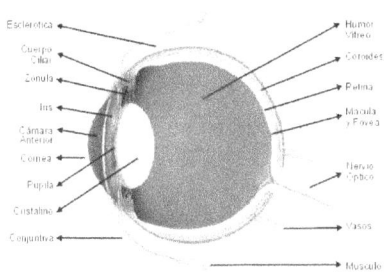

El ojo

El ojo, llamado también Globo Ocular, es el órgano de la visión tiene forma más o menos esférica y se halla situado en el interior de la órbita.

Anatómicamente, se distinguen tres membranas o concéntricas que desde el exterior al interior del globo ocular son:

➤ Una membrana fibrosa formada por la Esclerótica que cubre las 5/6 partes posteriores, y la Córnea que cubre el 1/6 anterior del globo ocular. Existe una diferencia sustancial entre la Esclerótica y la Córnea: La Esclerótica es opaca, es decir, no transparente a los rayos luminosos, mientras que la cornea sí que lo es.

➤ Una membrana pigmentaria vascular llamada también **Uvea** formada a su vez por la Coroides, Zona Ciliar e Iris.

➤ **Coroides,** tiene una doble función:
  - Nutrir a la Retina, al cuerpo Vítreo y al Cristalino.
  - Opacificar a la Esclerótica.

➤ **Zona Ciliar**, está situada entre las Coroides por detrás y el Iris por delante, sujetando el Cristalino.

➤ **Iris**, situado delante de la zona Ciliar, es una membrana de coloración variable que tiene en su centro el orificio pupilar, el cual aumentará o disminuirá de tamaño, según exista poca o mucha luz.

➤ Una membrana nerviosa, constituida por la **Retina**, que es la verdadera membrana visual, en la misma se imprimen como en una película fotográfica, las imágenes de los objetos exteriores. Esta membrana está formada por las células conocidas como "Conos" y "Bastones". Las primeras servirán para captar los colores y las segundas para los tonos grises. El punto más sensible de la Retina es la mácula Lútea y en cambio es completamente insensible, la Pupila óptica o punto ciego, por donde sale el Nervio óptico, Será el que pondrá en contacto el ojo con el cerebro.

El cristalino

Está situado inmediatamente detrás de la pupila. Se trata de una lente transparente y elástica biconvexa que tiene la función de concentrar, sobre la mácula de la retina los rayos de luz, penetrados en el ojo, a través del agujero pupilar, situado por delante de la lente.

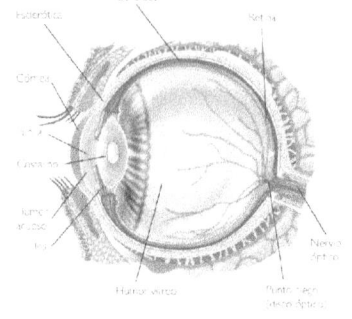

El interior del ojo no está vacío, sino que está lleno de líquido, existiendo dos tipos: Humor Acuoso que está situado entre el cristalino y la córnea y el Humor Vítreo que está situado entre el Cristalino y la Retina.

El ojo, situado en la órbita, esté cubierto por los párpados que son dos: uno superior y otro inferior. Cubriendo los párpados, por dentro, y la esclerótica por delante, existe otra membrana, que es la Conjuntiva. Detrás del párpado superior se encuentra la Glándula lacrimal que será la encargada de segregar lágrimas que servirán para humedecer el ojo.

El aparato lacrimal en el cual se encuentra la glándula lacrimal está formado además por: los puntos lacrimales que son dos, situados en ambos párpados y que mediante los conductos desembocan en el saco del mismo nombre. Se trata de una pequeña cavidad a partir de la cual las lágrimas se dirigen hacia el conducto nasal. El conducto nasal lleva el líquido lacrimal hacia la fosa nasal correspondiente.

Fisiología

La luz atraviesa la córnea y va a parar al cristalino, graduándose la entrada de mayor a menor cantidad de luz por el tamaño de la pupila que, a su vez, será regulada por el iris. Una vez la luz ha llegado al cristalino, éste la dirige hacia la retina, que es la que recogerá la imagen y la transmitirá por medio del nervio óptico al cerebro, que será el que recogerá las imágenes y las reconocerá como tales.

Patología

Existen unas lesiones que afectan la formación de las imágenes, es decir, a la vista y otras que atacan propiamente al ojo como tal órgano.

Entre las alteraciones que afectan a la visión tenemos:

Los defectos de refracción del ojo: aparecen cuando los rayos luminosos que inciden sobre el ojo, no se reúnen como deberían hacerlo en la parte posterior de la retina, sino delante o detrás de la misma. Estos defectos son los siguientes:

- ✓ MIOPÍA: cuando los rayos se fijan delante de la retina. Es necesario ver las cosas de cerca.
- ✓ HIPERMETROPÍA: es lo opuesto a la miopía. Aquí se fijan detrás por lo cual se deben ver las cosas de lejos.

- ✓ PRESBICIA: aquí también se ven mejor las cosas de lejos, pero el motivo es debido a que el cristalino ha perdido elasticidad y no se acomoda a la visión de las cosas de cerca. Es lo que se llama "vista cansada". Es una dolencia típica de las personas de edad, para ellas se considera fisiológica.
- ✓ ASTIGMATISMO: se debe a una deformación de la curvatura de la córnea, con lo cual se ven las cosas deformadas.
- ✓ DALTONISMO: es un trastorno en la percepción de los colores.

Lesiones que afectan a las estructuras anatómicas del ojo, con independencia de la visión, tenemos:

- CONJUNTIVITIS: es una inflamación de la conjuntiva.
- GLAUCOMA: es un aumento de la presión del humor acuoso, se acompaña de gran dolor.
- CATARATA: es la opacidad parcial o total del cristalino, con lo cual se impide el paso de la luz hacia la retina.
- DACRIOCISTITIS: es la inflamación de las glándulas lacrimales.
- ESTRABISMO: es la alteración en la movilidad del ojo por lesión de algún músculo ocular, con lo cual los dos ojos no fijan una misma imagen. Es la Diplopia (visión doble)
- TRACOMA: es una grave inflamación de la mucosa conjuntival. Es de causa infecciosa.
- EPIFORA: es el lagrimeo continuo del ojo.
- DESPRENDIMIENTO DE RETINA: generalmente es debido a traumatismos.
- PTOSIS PALPEBRAL: es la caída del párpado.
- ESCLERITIS: es una inflamación de la esclerótica.

Terapéutica médica
Sobre las alteraciones de la refracción de las imágenes, se puede actuar colocando lentes, que las eviten y establezcan la visión normal. Si se trata de infecciones, se administrarán antibióticos como la Aureomicina o el Cloranfenicol, en forma de colirios (gotas) o pomadas.

Quirúrgica
La cirugía tiene un gran papel en las lesiones oculares, en especial en el tratamiento de las cataratas o en el desprendimiento de retina, así como también en los estrabismos.

Recibe el nombre de Enucleación la extracción del globo ocular.

El oído
Es el órgano encargado de la recepción auditiva; es decir la captación de sonidos, y el mantenimiento del equilibrio. El oído, anatómicamente lo podemos dividir en tres partes: Oído externo, oído medio y oído interno.

El oído externo está formado por:
- ➢ **Pabellón auditivo: es** una expansión laminar del esqueleto fibrocartilaginoso, en forma de concha, y que tiene la función específica

de captar las vibraciones sonoras que circulan por el aire, al objeto de conducirlas a través del conducto auditivo externo a los órganos del oído medio e interno.

➢ **Conducto auditivo externo:** es un túnel que pone en comunicación el pabellón con el oído medio.

El oído medio se llama también Caja del Tímpano. Es una cámara de aire excavada en el espesor del hueso temporal y situada en el fondo del conducto auditivo externo, del que está separado por la interposición de una membrana llamada Membrana del Tímpano. Las paredes de la caja del tímpano son seis:

✓ PARED EXTERNA: constituida por la membrana del tímpano
✓ PERED INTERNA: es el límite entre el oído medio y el oído interno. Existen dos comunicaciones que son: La ventana oval y la ventana redonda.
✓ PARED SUPERIOR: es el techo de la caja.
✓ PARED INFERIOR: es el suelo de la caja.
✓ PARED ANTERIOR: existe un conducto llamado Trompa de Eustaquio que pone en comunicación la caja con la Faringe.
✓ PARED POSTERIOR: ofrece una fisura de entrada a pequeñas cavidades llenas de aire situadas detrás del oído y llamadas celdas mastoideas, porque están excavadas en el espesor de la mastoides, parte del hueso temporal.

Finalmente, en el interior de la caja existe una cadena de huesecillos que ponen en comunicación el tímpano con el oído interno. Estos huesecillos son: Martillo, Yunque y Estribo.

El oído interno está excavado en el interior de la masa pétrea del hueso temporal. También recibe el nombre de Laberinto. El oído interno está formado por dos partes anatómica y funcionalmente bien diferenciadas:

El Laberinto anterior: que tiene una función auditiva y está constituido esencialmente por la Cóclea.

El Laberinto posterior: que tiene la función de presidir, juntamente con el cerebelo, el equilibrio del cuerpo en el espacio y está formado por el Vestíbulo o Aparato Vestibular.

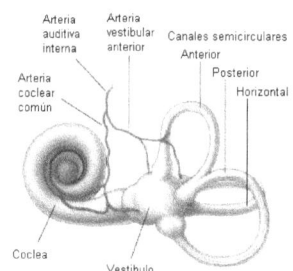

El aparato vestibular
Está formado por el vestíbulo y tres conductos semicirculares.
En el vestíbulo están contenidos el Utrículo y el Sáculo, que son dos vesiculillas de paredes membranosas llenas de un líquido incoloro llamado Endolinfa. Los canales semicirculares están orientados en las tres direcciones del espacio y desembocan en el Sáculo.
Por último, existe el Conducto Auditivo Interno

que pone al oído interno en comunicación con el cerebro por medio del nervio Estato-Acústico.

Fisiología

En el oído se realizan dos funciones: el equilibrio y la audición. La sensación de equilibrio puede ser de dos maneras:

- EQUILIBRIO DINÁMICO: actúa cuando el cuerpo está en movimiento. Se realiza merced a los canales semicirculares
- EQUILIBRIO ESTÁTICO: actúa cuando el cuerpo está quieto pero en posición erecta. Dicho equilibrio se percibe en el vestíbulo, utrículo y sáculo.

Vía auditiva

Realiza el siguiente trayecto: la sensación sonora penetra por el conducto auditivo externo y produce la vibración de la membrana del tímpano, la cual se transmite a través de la cadena de huesecillos hasta la ventana oval, punto que servirá de puerta de entrada al oído interno, para llegar al órgano de Corti. Este elemento, que se halla a nivel de la Cóclea, será el que transformará la sensación sonora en nerviosa, y a partir de aquí llegará al cerebro, punto donde serán reconocidos los sonidos.

Patologías

La inflamación del oído recibe el nombre de OTITIS, la cual es externa, media o interna según sea la parte afectada del oído.

La supuración de un oído recibe el nombre de OTORREA, la cual generalmente va acompañada de una perforación de tímpano.

La OTALGIA es el dolor consecuente de una otitis.

La disminución en la percepción del sonido recibe el nombre de hipoacusia o sordera. Esta se puede deber a la lesión de cualquiera de los elementos que forman la vía auditiva

Cuando existe una lesión en el Vestíbulo aparecerá una alteración en el equilibrio que recibe el nombre de VERTIGO DE MENIERE, en el cual además encontramos hipoacusia o sordera.

La percepción de ruidos que no existen se llama ACUFENO.

El oído también puede verse afectado por la acción de diversas sustancias tóxicas como, por ejemplo, el medicamento denominado estreptomicina.

Terapéutica

En la otitis se utilizarán antiinflamatorios o antibióticos, según el agente causal que la provoque.

Cuando exista pus en el interior del Tímpano, se tiene que abrir éste para darle salida, llamándose este procedimiento PARACENTESIS DEL TÍMPANO.

Cuando exista un cuerpo extraño debe extraerse.

En las hipoacusias, se debe tratar la causa. Si se trata de un tapón de cera, se conseguirá su extracción con un lavado a presión.

Si se trata de un problema en la cadena de huesecillos, quirúrgicamente se puede suprimir la lesión que pueda existir.

Para detectar el grado de sordera que existe, se utiliza un aparato que se llama audímetro, con el cual se realiza la audiometría, cuya gráfica indica la intensidad de percepción de los sonidos.

Los vértigos, actualmente se solucionan mediante intervenciones quirúrgicas.

En la destrucción del tímpano se pueden realizar injertos para restablecer dicha membrana. Dicha intervención recibe el nombre de Miringoplastia.

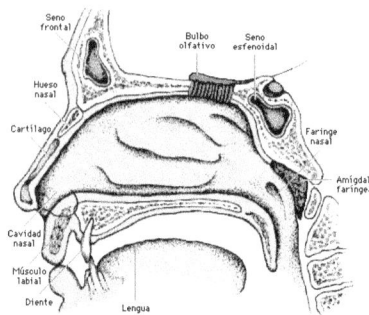

Olfato

El órgano específico del olfato está constituido por:

Células olfatorias

Están situadas en la mucosa que tapiza la parte más elevada de las fosas nasales. Estas células reciben el nombre de bipolares porque tienen dos terminaciones: una que aflora a la mucosa y que capta el olor que transmite el aire que llega a las fosas nasales, y otra terminación que se dirige hacia el cerebro y que al unirse con las terminaciones de otras células, formarán el nervio olfatorio.

Nervio olfatorio

Existe uno derecho y otro izquierdo. Estos, atraviesan el hueso etmoides y se introducen en el interior del cráneo para formar el bulbo olfativo, que es donde se forma la sensación olfativa. Esta llegará al cerebro mediante el nervio olfativo permitiendo apreciar de esta manera los diferentes olores haciéndolos conscientes.

Patología

Dentro de las alteraciones del olor se encuentran:
- ANOSMIA: pérdida del olfato
- HIPOSMIA: disminución del olfato
- HIPEROSMIA: exaltación patológica del olor.
- PAROSMIA: perversión o alucinación de los olores.
- CACOSMIA: perversión del sentido del olfato, que hace agradable los olores repugnantes o fétidos.

Terapéutica

En general, las alteraciones del olfato se deben a una consecuencia de otras enfermedades más importantes, siendo esta alteración sólo un síntoma, por lo que se tratará medicando a la enfermedad causal o primaria.

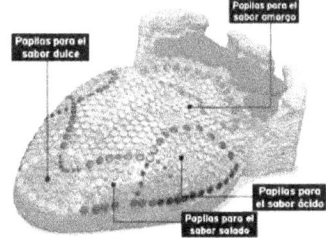

Gusto

Los órganos receptores de las sensaciones gustativas, son las papilas gustativas, que se encuentran situadas en la mucosa del paladar blando, de las fauces, de la epiglotis y sobre todo de la mucosa que tapiza la superficie superior (dorso) de la lengua.

Las papilas gustativas no son todas iguales entre sí. Desde el punto de vista funcional, existen cuatro tipos diferentes destinados a la percepción de los cuatro sabores fundamentales (dulce-amargo, ácido y salado). Se encuentran repartidas de la siguiente forma:

- Para el sabor dulce son más numerosas en la punta de la lengua.
- Para el sabor amargo son más numerosas en la base de la lengua.
- Para el sabor ácido son más numerosas en los márgenes de la lengua.
- Para el sabor salado son más numerosas en los márgenes y en la punta.

Las papilas gustativas, según su forma, reciben distintos nombres: filiformes (forma de hilo), fungiformes (forma de hongo) y caliciformes (forma de cáliz). Para que las diversas substancias que entran en contacto con las papilas gustativas puedan provocar un estímulo y por tanto, puedan originar una sensación gustativa, es necesario que estén en disolución. Por consiguiente, si no hubiera saliva que disolviera las substancias sólidas, no podríamos percibir la sensación gustativa. A partir de las papilas existen una serie de fibras nerviosas que transportan los estímulos haciéndolos conscientes a nivel cerebral.

Patología

✓ **Ageusia:** falta del sentido del gusto
✓ **Hipogeusia:** disminución en la percepción gustativa.
✓ **Parageusia:** alteraciones en los sabores
✓ **Hipergeusia:** aumento en la percepción del gusto.

Terapéutica

Consiste en tratar las alteraciones del gusto, pero teniendo en cuenta que a veces la patología del sentido del gusto va acompañada de otras afecciones más graves, por lo que debe buscarse siempre la enfermedad base.

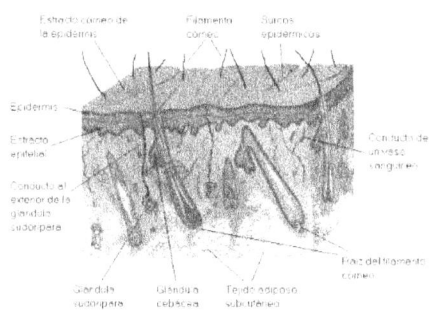

Tacto

El sentido del tacto se percibe a través de las terminaciones que radican en la piel. La piel es el revestimiento externo de nuestro organismo. Recubre todos sus salientes y recovecos, siendo sutil y delicada en algunos lugares y en otros gruesa y resistente.

La piel está formada por dos capas

fundamentales: la profunda llamada **Dermis o Corión** y la superficial, denominada **Epidermis**.

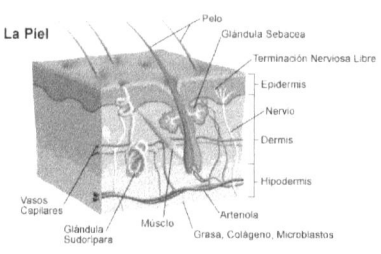

La Piel

Dermis

Es la capa más gruesa de la piel, está formada por tejido conjuntivo elástico en el que terminan los pequeños vasos sanguíneos, linfáticos de la nutrición cutánea y nervios periféricos de la sensibilidad superficial. En la Dermis están situadas las numerosísimas glándulas del sudor, las glándulas del sebo, las raíces del pelo y las papilas de la sensibilidad superficial. Estas últimas, tienen estructuras diversas pero todas ellas sirven para captar cualquier estímulo dérmico, táctil o doloroso que incida sobre la piel, transmitiendo a continuación las respectivas impresiones al cerebro a través de los nervios periféricos correspondientes.

Epidermis

A pesar de su delgadez está formada por cuatro capas superpuestas que son:
- CAPA BASAL o Malpighio, es la más profunda y es la capa vital de la epidermis.
- CAPA GANULOSA, cuya función parece ser la de opacificar a la epidermis.
- CAPA TRANSPARENTE, compuesta por varios estratos de células.
- CAPA CÓRNEA, es la capa más superficial y está en contacto directo con el exterior. Es la capa de protección.

Fisiología

Las funciones de la piel son:
- ✓ Proteger mecánicamente al cuerpo.
- ✓ Dispersar el excesivo calor interno a través de los procesos de eliminación del líquido sudoroso.
- ✓ Segregar el sudor, con lo cual, además de eliminar calor, desintoxica al organismo de todas aquellas sustancias nocivas contenidas en el mismo.
- ✓ Segregar sebo, con lo que impermeabiliza la piel.
- ✓ Respirar absorbiendo oxígeno del aire atmosférico y eliminando anhídrido carbónico y vapor de agua. Esta función tiene poca importancia en el hombre o la mujer, no así en otros animales.
- ✓ Es sensible a los estímulos externos, táctiles, térmicos y dolorosos.

Patología de la piel
- ➢ DERMATITIS: es el término genérico que expresa todas las inflamaciones de la piel.
- ➢ ACNÉ: la lesión elemental es el comedón (Acumulación de materia sebácea que tapa el conducto de una glándula, principalmente sebácea, y se infecta.) Hay varios tipos: Juvenil, rosáceo, queloidiano, conglobata, necrótico, etc.
- ➢ ECCEMA: es una intolerancia alérgica de la piel, hacia ciertos estímulos internos y externos.

- EFELIDES: son las vulgares pecas.
- ALOPECIA: es la caída del pelo.
- VERRUGAS: es una lesión epidérmica excrecente, de origen vírico.
- HERPES: es una lesión de la piel, primero eritomatosa y luego vasiculosa, para terminar formando una costra. Hay dos variedades:
  - Simple: que se localiza alrededor de los orificios naturales.
  - Zoster: Se localiza siguiendo el trayecto de un nervio.
- PRURITO: picor de la piel.
- SORIASIS: manchas rojas, bien delimitadas y recubiertas de escamas blancas, secas. Es una enfermedad crónica de origen desconocido.
- URTICARIA: dermatitis con picor y aparición de habones.
- TUMORES DE LA PIEL: especialmente el epitelioma, del que existen varios tipos de gravedad distinta, si bien todos ellos tienen en general mal pronóstico.
- DERMATOMICOSIS: enfermedad de la piel debida a los hongos.
- PIODERMITIS: proceso inflamatorio de la piel con formación de pus.
- TUBERCULOSIS DE LA PIEL: es la lesión tuberculosa, localizada a nivel de la piel.
- LEPRA: existe una destrucción de la piel, por causa del Bacilo de Hansen. Se acompaña de ausencia de sensaciones táctiles.
- FOLICULITIS: es una inflamación del folículo piloso.
- QUISTE SEBÁCEO: acumulo de sebo localizado.
- ENFERMEDADES EXANTEMÁTICAS: son las que producen efervescencias en la piel, es decir, la aparición sobre la piel de manchas rojas o rojizas de intensidad y contorno variables. Estas son: Sarampión, Escarlatina, Varicela, Rubéola, Viruela, etc.

Terapéutica

Se puede actuar de varias formas, si bien generalmente se combinan entre sí.

- ACCIÓN TÓPICA: es aquella en la que se suministra externamente pomadas, cremas, lociones, etc. Con ello se pueden tratar picores, infecciones, inflamaciones, alergias.
- ACCIÓN INTERNA: son aquellos medicamentos que administrados al organismo, una vez pasan a la sangre, combaten la enfermedad que ataca la piel. Entre ellos existen: Antibióticos, Vitamina A y Corticoides.
- CIRUGÍA: extirpaciones de tumores o bien cirugía estética y reparadora

TEMA 12

ENFERMEDADES INFECCIOSAS Y PARASITARIAS

Introducción
Las enfermedades infecciosas y parasitarias, son procesos que se instauran de forma brusca o paulatina, es decir, agudos o crónicos, debido a la presencia de ciertos agentes vivos que resultan nocivos para el organismo del hombre y de los animales.

Etiopatogenia general
Este concepto nos indica, que un determinado agente causal es responsable de una determinada enfermedad infecciosa. En la enfermedad infecciosa, el agente causal (germen) debe cumplir los llamados **postulados de KOCH** que son:

1º Que el microorganismo se encuentre en todos los casos de la enfermedad en cuestión.

2º Que el mismo germen se haya podido aislar de las lesiones observadas y cultivarlo fuera del organismo, en cultivo puro.

3º Que los gérmenes del cultivo sean capaces de reproducir la enfermedad en el animal de experimentación o en el individuo sano.

Actualmente se han sumado a estos postulados de **KOCH** otras dos condiciones:
- Que este germen pueda ser de nuevo aislado de las lesiones del animal al cual se le ha introducido el germen de cultivo.
- Que en el suelo de los pacientes existen anticuerpos (células de la sangre que intentan destruir los agentes infectantes) específicamente dirigidos contra el microorganismo causante de la enfermedad.

Etiología
Si bien aún se acepta dividir los agentes productores de enfermedades infecciosas y parasitarias humanas en: Virus, Rickettsias, Micoplasma, Bartonelas, Trepanomatáceas, Bacterias, Hongos, Protozoos, etc., actualmente se clasifican atendiendo a su estructura en tres grupos:
- Con estructura procariota.
- Con estructura eucariota.
- Virus.

Las **células procariotas** (protos=primitivos; Karion=núcleo) son las de estructura más elemental: posee un verdadero núcleo sin membrana nuclear limitante, con un solo cromosoma constituido por **DNA**. Su reproducción es forzosamente asexuada. Poseen una pared dura y rígida que les confiere forma. Dentro de este grupo, los agentes infecciosos más importantes son:
- ✓ Hongos, productores de gran número de infecciones dermatológicas (en la piel)
- ✓ Protozzos, como por ejemplo, el causante del paludismo, de la disentería, de la enfermedad del sueño, etc.

✓ Vermes, como la tenia o solitaria y artrópodos como los agentes de la sarna.

Las **células eucariotas** (eu=verdadero; Karion=núcleo). Son mas evolucionadas, de estructuras más complejas. Disponen de un núcleo definido con varios cromosomas encerrados dentro de una membrana nuclear; contienen en su protoplasma cuerpos elementales como mitocondrias; Aparato de Golgi, etc. y están desprovistas de auténticas pared de membrana celular. En este aparato tenemos la gran familia de las bacterias, clasificadas en diferentes grupos y subgrupos.

Las más comunes son las:
✓ Eubacteriales, como los estafilococos, estreptococos, gonococos, meningococos, etc.

Dentro de las células eucaritas, también existen otra serie de familias de gérmenes sumamente interesantes aparte de las bacterias, como por ejemplo, las spirochaetales, rickettsiales, micoplasmatales, etc... las cuales son causantes de un gran número de enfermedades.

Los **virus** constituyen un grupo aparte: no son celulares, su mecanismo de reproducción es completamente distinto al de los otros agentes y contienen exclusivamente **DNA** o **RNA** nunca los dos a la vez. No se les puede considerar en el sentido clásico, como auténticas células.

A continuación citaremos aquellos tipos de virus que son más corrientes en nuestro medio, para irnos familiarizando con ellos:
• Mixovirus, entre los que encontraremos el virus de la gripe, de las paperas, del sarampión, etc.
• Picornavirus, como el virus de la poliomielitis, virus Echo, virus Coxackie.

Patogenia
Normalmente, el cuerpo humanos se halla en contacto con múltiples microorganismos que no le causan ninguna enfermedad, es decir, que no le son patógenos; éstos reciben el nombre de flora bacteriana. Están localizados en la piel, garganta, intestino, etc.

Para que un determinado microorganismos produzca una enfermedad infecciosa son necesarias las siguientes condiciones:
- Que sea transmisible (contagioso) y susceptible de pasar de huésped a otro (huésped=individuo que recibe el germen)
- Que posea capacidad para penetrar e **invadir**, y al mismo tiempo para colocarse al abrigo de los mecanismos defensivos del huésped.
- Que posea poder patógeno, esto es que sea dañino, productor de toxinas, etc.; que sea **virulento.**

Epidemiología
Es la ciencia que se preocupa en las enfermedades infecciosas, estudiando su distribución y frecuencia en la población.

Los términos más utilizados en Epidemiología son:

Contagio
Es la puesta en contacto del microorganismo con el macroorganismo; es decir, del agente causal con el individuo receptor.

Infección
Se habla de infección cuando el germen ya empieza a multiplicarse en la puerta de entrada del individuo receptor, pero éste no presenta ninguna manifestación clínica ostensible.

Enfermedad infecciosa
Se produce cuando el agente causal después del contagio y la infección previa, da lugar a manifestaciones clínicas en el receptor.

Una enfermedad infecciosa puede ser:
- **Localizada**: cuando la acción del germen causal queda limitada a una determinada cavidad, territorio u órgano. Por ejemplo absceso, forúnculo.
- **Generalizada:** aquí el agente causal no queda limitado a una zona sino que invade el resto del organismo. Dentro de este concepto podemos considerar dos grados:
  - **Bacteriemia**: Cuando el germen pasa a la sangre.
  - **Sepsis o septicemia**: si los mecanismos defensores del organismo no son capaces de detener el proceso invasivo anterior. El germen puede proliferar en cualquier otro punto del organismo.

Los gérmenes pueden actuar contra el organismo a través de dos mecanismos: bien por su propia presencia o mediante la acción de substancias que ellos mismos liberan: **TOXINAS**, por ejemplo: El tétanos.

Fases de la enfermedad infecciosa
- ✓ **Período de incubación:** tiempo que transcurre desde el momento en que el individuo es infectado a partir de una puerta de entrada: cutánea, respiratoria, urológica, digestiva, traumática, etc. hasta que aparecen los síntomas clínicos.
- ✓ **Fase de enfermedad declarada:** en ella aparecen los síntomas específicos. Dentro de la misma se distinguen tres períodos:
- ✓ **Periodo de comienzo:** aparecen los primeros síntomas: fiebre, cefalea, malestar, etc.
- ✓ **Periodo de estado:** ya aparece el cuadro típico de la enfermedad correspondiente.
- ✓ **Período de regresión:** disminuye la intensidad de los síntomas y comienza a declinar la enfermedad.
- ✓ **Periodo de convalecencia:** tiempo que transcurre desde que desaparecen los síntomas clínicos, hasta que la persona puede desarrollar plena actividad.

Factores epidemiológicos
Agente causal o reservorio: es el medio en el cual se halla el agente infeccioso. Hay tres tipos de reservorio:

- Humano.
- Animal.
- Telúrico (en la Tierra).

Mecanismo de transmisión: es aquel que traslada al mecanismo receptor la cantidad necesaria de gérmenes para producir la enfermedad, a través de la puerta de entrada más idónea.

Pueden ser:
Directos:
- Por contacto físico.
- Por gotitas.
- Por manos sucias.
- Por objetos recientemente contaminados.
- Por inoculación (introducción de una sustancia en el organismo).

Indirectos:
- Aire.
- Leche.
- Alimento.
- Fómites (cualquier sustancias u objetos, no alimenticio, que conserva y transmite el contagio). Ej: polvo, ropa, etc.
- Agua.
- Artrópodos (Insectos).

Epidemiogénesis
La epidemiogénesis estudia el porqué y el cómo una enfermedad infecto-contagiosa pasa de ser un hecho aislado (pocas personas padecen la enfermedad) a un hecho generalizado (la enfermedad se va extendiendo). Para ello, en función de la extensión, usaremos unos términos específicos.

Endemia
En el transcurso de un año, se presentan en una región o zona geográfica algunos casos de una enfermedad dada.

Epidemia
En el transcurso de poco tiempo, se presentan un gran número de casos.

Endemo-epidemia
Una enfermedad endémica que en corto-espacio de tiempo presenta un elevado número de casos.

Pandemia
Epidemia extendida a muchos países, o que ataca a casi todos los individuos de un país.

Diagnóstico de las enfermedades infecciosas
El diagnóstico de las enfermedades infecciosas se basa en:

Diagnóstico clínico

Establecido a través de la recopilación de síntomas y signos que puede presentar un enfermo.

Demostración del agente etiológico

Por observación microscópica en:
- Sangre, útil para protozoos y helmintos.
- Orina, útil para bacterias y hongos.
- Líquido encefaloraquídeo (**L.C.R**)
- Heces
- Líquido de derrame
- Pus

Por cultivo en:
- Sangre (hemocultivo)
- Orina (urinocultivo)
- L.C.R
- Esputo
- Heces (coprocultivo).

Por inoculación a animales. Importantes para el bacilo de koch y el bacilo tetánico.

Reacciones inmunológicas

Reacción serológica: se práctica con suero para demostrar la presencia en él de anticuerpos específicos. Existen diferentes métodos, tales como:

- Reacción de aglutinación.
- Fijación de complemento.
- Prueba del latex.

Reacción por inyección intradérmica: se practica al inyectar al paciente enfermo antígenos especiales y se observa la reacción que sigue a dicha inyección. Ejemplo: Mantoux.

Métodos no especificos con valor diagnóstico
- **V.S.G.** (velocidad de sedimentación globular).
- Estudio del cuadro hemático.
- Estudio del cuadro proteico.
- Proteína C reactiva.

Reacciones de inmunidad

Es la conseguida después de pasar una enfermedad infecciosa o tras inoculaciones artificiales de sueros o vacunas protectoras. En el caso de administración de suero, la inmunidad adquirida no requiere esfuerzo alguno generador de anticuerpos, ya que los Ac (anticuerpos) están presentes en el propio suero (inmunidad pasiva). Con la vacunación o la adquisición de la enfermedad, los anticuerpos son producidos activamente por el organismo (inmunidad activa).

Profilaxis

El aumento de la resistencia del organismo frente a las infecciones puede lograrse de tres formas principalmente.

✓ Aumentando el nivel de anticuerpos (Bioprofilaxis), que puede ser:
  - Activa: vacunas
  - Pasiva: suero y gammaglobulinas.
✓ Por disminución del agente productor de infección: Esto se logra mediante la toma de medicamentos (Quimioprofilaxis).

Las vacunas son preparados que estimulan la formación de anticuerpos, consiguiéndose, tras el período de inmunización, una protección específica, activa y duradera, aunque la formación de anticuerpos es algo lenta. Mejorando el nivel de vida del individuo, vivienda, higiene, espacios verdes, etc.

Tipos de vacunas
Desde el punto de vista microbiológico:
- Vacunas con gérmenes vivos y virulentos (antivariólica).
- Vacunas con gérmenes vivos y atenuados (antipolio).
- Vacunas con gérmenes muertos (antitífica).
- Vacunas de tipo toxínico (antitetánica).

Según su composición:
- Monovalente: (antitetánica): cuando protegen de una sola enfermedad.
- Polivalente: (**TAB**): cuando protegen de varias enfermedades, producidas por gérmenes relacionados entre sí. (**TAB**. Vacuna antitífica triple que contiene los bacilos de la tifoidea y de las paratifoideas A y B).
- Mixtas: (**DPT**): protegen frente a distintas enfermedades sin ninguna relación entre sí.

Desde el punto de vista sanitario:
- Obligatorias
- Recomendables
- Obligatorias en cierto momento epidemiológico.

Vías de administración de las vacunas
- Oral: antipolio
- Intraepidérmica: **BCG** (antituberculosa)
- Subcutánea: es la vía más común
- Intramuscular
- Por escarificación: antivariólica.

Vacunas en la embarazada

Se pueden dar:
- Antipolio (con gérmenes muertos).
- Antitetánica (antes del 6° mes).

No se pueden dar:
- Antitífica
- Antivariólica.

Las vacunas en la mujer embarazada siempre deben darse bajo estricto control médico.

Tratamiento de las infecciones

Se basa en la siguiente pauta:

- ✓ **Contra el agente causal:** mediante quimioterápicos sintéticos y antibióticos.
- ✓ **Quimioterápico:** compuesto de origen biológico o sintético utilizado como antimicrobiano.
- ✓ **Antibiótico:** es aquel quimioterápico que es o ha sido obtenido a partir de microorganismos. Los quimioterápicos según sean activos contra muchos o pocos grupos de gérmenes, se dividen en: quimioterápicos de amplios o reducido espectro, respectivamente.

Compuesto sintéticos:

- o Sulfamidas.
- o Ácido paraaminosalicílico (PAS).
- o Isoniacidas (INH).
- o Nitrofurantoína.
- o Antipalúdicos de síntesis.
- o Trimetropim.
- o Sulfametoxazol, etc.

Antibióticos:

- o Penicilinas.
- o Cefalosporinas.
- o Estreptomicina.
- o Kanamicina.
- o Gentamicina.
- o Eritromicina.
- o Tetraciclinas.
- o Rifampicina.

Favoreciendo el terreno en la lucha antiinfecciosa

- Inmunoterapia: mediante vacunas, sueros y gammaglobulinas.
- Aumentando las resistencias del organismo.

Tratando los síntomas y complicaciones

Es la terapéutica anti sintomática.

Antibiograma

Es el estudio de la sensibilidad de las bacterias a los antibióticos in vitro, es decir, en el tubo de ensayo. La razón principal por la que es conveniente el antibiograma de un germen determinado, radica en el hecho de la diferente sensibilidad a los antibióticos de las diversas especies bacterianas y el hecho de que en numerosas especies existen grandes diferencias de sensibilidad a un determinado antibiótico entre unas y otras cepas. Los datos han de valorar la acción del germen y del individuo que lo va a recibir.

Efectos indeseables de los quimioterapicos

Pueden ser:

- Naturaleza tóxica: alteración renal, VIII par craneal (pudiendo producir sordera, etc.)
- Sensibilización del organismo. Estado alérgicos. Ej. Penicilina.
- Consecuencia de la actividad del compuesto usado. (Provocar liberación de toxinas, disbacteriosis, etc.).

TEMA 13

CONCEPTO DE HOSPITAL

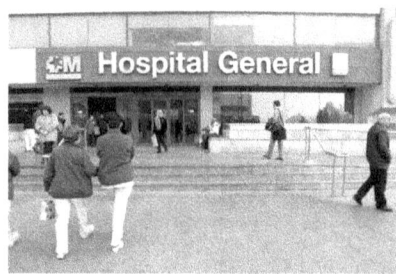

La Organización Mundial de la Salud (O.M.S.) define al hospital como la parte integrante de una organización médica y social médico - sanitaria completa, tanto curativa como preventiva y cuyos servicios externos irradian hasta el ámbito familiar. El hospital es también un centro de formación de personal médico, sanitario y de investigación "biosocial".

Características esenciales de un hospital:
- ✓ Disponer de instalaciones de alojamiento.
- ✓ Posibilidad de que el enfermo esté ingresado uno o más días.
- ✓ Posibilidad de admitir enfermos, accidentados y parturientas.
- ✓ Disponer de servicios de observación, diagnóstico, tratamiento de rehabilitación.
- ✓ Disponer de asistencia médica completa.

No son considerados hospitales:
- ➤ Los asilos y residencias de ancianos.
- ➤ Centros de reeducación de ciegos, sordos, etc.
- ➤ Centros de convalecencia.
- ➤ Centros termales.
- ➤ Orfelinatos.
- ➤ Casas de beneficencias.

El hospital de hoy constituye indudablemente el centro de la actividad sanitaria pero no debe olvidarse que constituye solamente un eslabón de la cadena sanitaria, aunque sea el más importante. "El hospital es una empresa de salud al servicio de la comunidad".

Funciones del hospital
Las funciones del hospital se engloban en tres apartados:
- - Asistencia.
- - Docencia.
- - Investigación.

La organización hospitalaria

En la organización hospitalaria distinguimos dos grandes áreas: El área administrativa y el área asistencial.

Del área administrativa dependen:

- El mantenimiento.
- La lencería.
- La lavandería.
- El almacén.
- La cocina.
- El departamento de contabilidad.
- La facturación.
- La tesorería.
- Pago de personal.

Del área asistencial dependen:

- Los médicos.
- El personal de enfermería.
- El personal auxiliar de enfermería.

Características generales de las unidades de hospitalización convencionales

Estas unidades deben contar con una estructura flexible que permita el mayor grado de confortabilidad para pacientes y familiares, al mismo tiempo que permita la mayor comodidad de los profesionales en el desempeño de sus funciones. Para ello deben ser tratados de forma óptima aspectos de:

- ✓ Sistemas de seguridad y evacuación según normativa.
- ✓ Centralización de gases medicinales, suministros y saneamientos.
- ✓ Circulación diferenciada de profesionales, visitas, suministros, pacientes ambulatorios y hospitalizados.
- ✓ Ausencia de barreras arquitectónicas, suelos antideslizantes, barras de sustentación a ambos lados de los pasillos.
- ✓ Orientación, iluminación y climatización, así como baños individuales multifuncionales y un mobiliario no lesionante, limpiable y cómodo.
- ✓ Teléfono / TV con cascos.
- ✓ Camas seguras, ergonómicas, eléctricas y armarios empotrados.
- ✓ Las unidades deben:
  - Disponer de un control de enfermería central y equidistante a todas las habitaciones de la Unidad.
  - Estar facultadas para un uso máximo de dos camas por habitación con la posibilidad de uso individual de al menos el 50% de las mismas, según las preferencias del paciente, y con los requerimientos necesarios que permitan la permanencia de un acompañante.
  - Ser tranquilas, espaciosas, bien comunicadas con el resto de las instalaciones asistenciales y estar bien organizadas.
  - Contar con el mayor nivel de Informatización posible – subordinada al trabajo-, así como de una comunicación ágil y segura con el área de laboratorios –tubo neumático-.
  - Tener un dimensionamiento óptimo de no más de 26 camas por control de enfermería.

- Disponer en un lugar adyacente con gabinetes diagnósticos, en aquellas unidades en las que se justifiquen un volumen determinado.
- Estar diferenciados los circuitos de uso interno del hospital y los de uso externo.
- Disponer de zonas de apoyo asistencial diferenciados y definidos para: Información a familiares, Zona de apoyo asistencial multiusos, Almacén y Office. Comunicaciones verticales directas a cocinas.
- Desde el punto de vista funcional, deben quedar definida una política de pase de planta, pase de visitas.

✓ Otras áreas imprescindibles son: estar de enfermería, despachos en áreas de trabajo o muy próximos a las unidades, sala de reuniones y biblioteca, sala de familiares y enfermos.

Características de las Unidades de Hospitalización de Pediatría
Como característica general y de relaciones, el área de pediatría debe estar muy próxima al área de tocología. Debe contar con habitaciones personalizadas para el uso de larga estancia y así mismo con una zona diferenciada para estar – comedor de familiares.

En la hospitalización de lactantes, debe tenerse en cuenta lo siguiente:
Habitaciones con cunas, de uso individual que permita la permanencia 24 horas de acompañante. Para tal fin estarán provistas de cama y baño para este acompañante.

Zona de juegos.
Estas Unidades deben contar con un área de apoyo asistencial, cercano al control de enfermería y acristalado para el cuidado y control de lactantes sin acompañantes.

En la hospitalización de preescolares y escolares, debe tenerse en cuenta lo siguiente:
Estas habitaciones deben ser amplias y con baño, que permitan la permanencia de un acompañante –por lo que dispondrá de una cama y aseo para éste.
Zonas de apoyo: aula escolar, salas de juegos y biblioteca.

Características de las Unidades de Hospitalización de Tocología
Estas Unidades se localizaran en un lugar de acceso inmediato al exterior, cercana al Área de Urgencias y a la del quirófano de tocología, así como a la Unidad de Neonatología y UCI neonatológica. Próximo al control de enfermería se encontrará el área de nido asistido.

Las habitaciones han de ser individuales y con capacidad para la hospitalización inmediata de cualquier gestante a término que acuda al hospital, donde se realice in situ el diagnóstico, la monitorización, la dilatación, el parto y el postparto inmediato. Dispondrá por tanto del ambiente y toda la infraestructura necesaria para posibilitar este fin. Dispondrá de cuna y la infraestructura necesaria para la atención del recién nacido. En la Unidad se dispondrá de un aula dotada de medios audiovisuales para la educación sanitaria de las gestantes.

Características de las Unidades de Cuidados Intermedios
Estas unidades son polivalentes y se encuentran cercanas a las unidades de Cuidados Intensivos y fuera de las unidades convencionales. Tienen como objetivo asistir a pacientes con elevados requerimientos de cuidados de enfermería y que al mismo tiempo no precisen de la infraestructura de las Unidades de Cuidados Intensivos.

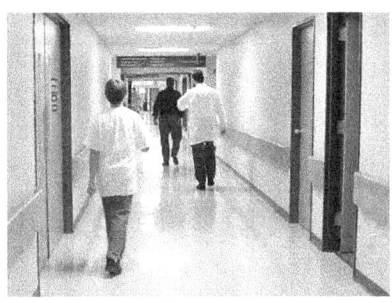

Fases de la asistencia perioperatoria.
* **Preoperatoria:** Decisión de realizar a operación, llegada del paciente al quirófano.
* **Operatoria:** Tiempo que dura el desarrollo de la intervención quirúrgica.
* **Postoperatoria:** Periodo posterior a la intervención. Comienza con la llegada del paciente al área de recuperación, y termina con el alta.

Clasificación de la cirugía
A).- Según el tiempo:
- **Opcional o electiva:** no es imprescindible para la vida o la conservación de la salud.
- **Requerida o necesaria:** aconsejada por el médico y necesaria para el paciente.
- **Urgente:** necesaria en un periodo corto de tiempo. Ayuda a conservar la vida o a restablecer la salud. Urgencia mediata ó urgencia inmediata.

B).- Según la finalidad general:
- **Cirugía diagnóstica**: ayuda a establecer el diagnóstico médico.
- **Cirugía explorativa**: para determinar la extensión de un proceso patológico.
- **Cirugía ablativa o curativa**: extirpar una masa tumoral o un órgano enfermo.
- **Cirugía reparadora**: restaura las funciones o el aspecto de tejidos dañados.
- **Cirugía paliativa**: pretende corregir algún problema concreto en un proceso patológico.
- **Cirugía constructiva**: repara malformaciones congénitas.

Cuidados preoperatorios

Son los cuidados prestados al paciente que va a ser sometido a una intervención quirúrgica para conseguir que se encuentre en las mejores condiciones físicas y psíquicas posibles. Cuando el período preoperatorio dura varios días, se facilita la programación y realización del Plan de cuidados de enfermería. Cuando es corto (cirugía de urgencia), sólo pueden realizarse los cuidados básicos.

Valoración preoperatoria

Después de haberse establecido el diagnóstico médico y la indicación del tratamiento quirúrgico, se valora por distintos medios el estado del paciente. Los aspectos físicos y psicológicos, permitirán la planificación de los cuidados preoperatorios y la reducción del riesgo quirúrgico. Consta de tres apartados:
- La valoración física.
- La valoración psicológica.
- La valoración del riesgo quirúrgico.

La valoración física

Abarca dos actuaciones:

A).- Exploración física: la inspección, palpación, percusión, auscultación y la formulación de preguntas pertinentes al paciente. Se hace en la consulta médica. Se realiza en el momento del ingreso.

Examen sistemático de todos los aparatos y sistemas.
Sistema cardiovascular.
Aparato respiratorio.
Aparato digestivo.
Aparato genitourinario
.Sistema nervioso.
Sistema inmunitario.
Sistema endocrino.
Estado nutricional.

B).- Estudio preoperatorio de rutina, que abarca:
- ✓ Análisis de sangre, realización del hemograma. La determinación de algunas sustancias en sangre, el grupo sanguíneo.
- ✓ Análisis de orina, la primera orina de la mañana.
- ✓ Radiografía de tórax.
- ✓ Electrocardiograma: suele realizarse en pacientes que tienen algún trastorno cardíaco y en los mayores de 35-40 años.
- ✓ Otras, en función de la patología del paciente. Los estudios radiológicos del aparato digestivo, del aparato urinario, la tomografía axial computerizada, los estudios endoscópicos del aparato digestivo, del aparato respiratorio y del urinario.

Valoración psicológica

Ante una intervención quirúrgica, el paciente experimenta ansiedad, angustia, temor ante lo desconocido, la anestesia, el dolor, la muerte, los cambios en la imagen corporal, inquietud ante la separación de su familia, amigos, entorno social, temor a posibles secuelas que disminuyan su independencia y capacidad de adaptación a su ambiente. Se tendrá muy en cuenta a pacientes con desequilibrios emocionales anteriores. Y se hará mediante la observación del paciente y el contacto con él.

Valoración del riesgo quirúrgico

El riesgo quirúrgico, determinado mediante anamnesis, exploración física, valoración psicológica, estudio diagnóstico preoperatorio, depende de algunos factores como:
- La edad.
- El estado general.
- La farmacoterapia.

La preparación preoperatoria

Abarca dos aspectos: la preparación psicológica y la preparación física.

Preparación psicológica

Se hará tanto al paciente como a sus familiares o personas relacionadas con él. Puede conseguirse que se sientan implicados en sus cuidados y colaboren con el equipo sanitario para conseguir el restablecimiento de su nivel de salud.
La ansiedad aguda, o desproporcionada a la situación, puede aumentar el riesgo quirúrgico.

Aspectos que contribuyen a mejorar la situación del paciente, son:
- ✓ La información que se brindará al paciente y a sus familiares. Adecuada a sus necesidades o demandas, completa, clara, adaptada a su nivel de comprensión. El cirujano informará al paciente sobre todo lo referente al desarrollo del acto quirúrgico, su gravedad y posibles consecuencias, las probabilidades de éxito, y todas las preguntas relacionadas con su actividad. El equipo de enfermería puede valorar la comprensión de la información. Animará al paciente a que exprese sus preocupaciones y temores, le escuchará con atención y serenidad, y ofrecerá a él y a sus familiares otra información complementaria (cuidados perioperatorios, horas de visita, llamadas telefónicas, consultas al cirujano).
- ✓ La actitud del profesional sanitario debe ser la de respetar al paciente. Actitud tolerante, comprensiva y de escucha, estableciendo los canales de comunicación apropiados con el paciente y sus familiares.
- ✓ Las actividades de distracción, como leer, escuchar la radio, ver la televisión. Las técnicas de relajación.
- ✓ La atención espiritual es un mecanismo de refuerzo importante en las personas religiosas. Debe obtenerse el consentimiento escrito.

Preparación física

Puede ser de dos tipos: Preparación mediata o preparación inmediata.
A).- Preparación mediata

Periodo de tiempo que transcurre hasta el día de la intervención. Abarca las siguientes actuaciones:
- Educación sanitaria del paciente: preparación psicológica, al aprendizaje sobre cómo moverse y cómo respirar y toser. Información de otras circunstancias, como puede ser el equipo especial.

- Cambios de posición y movimientos corporales activos. Se muestra al paciente cómo debe realizar cambios postulares y movilizaciones activas (de brazos y piernas, según sus arcos de movimiento).
- Respiración profunda y ejercicios de expectoración.
- Cuidados de enfermería: La atención a la nutrición e hidratación, la preparación intestinal y de la piel.
- Nutrición e hidratación. La nutrición y la hidratación apropiadas favorecen la cicatrización y el restablecimiento postoperatorio. Que el paciente recibe la dieta y los líquidos adecuados. Al menos 6 u 8 horas antes de la intervención, el paciente debe hacer ayuno total (de sólidos y líquidos, incluso agua).
- Preparación intestinal. Algunas horas antes de la intervención, la aplicación de un enema de limpieza.
- Preparación de la piel. El paciente debe ducharse con un jabón germicida. La noche anterior, o la misma mañana, repetirá la ducha. El auxiliar de enfermería o la enfermera, harán una limpieza de la zona quirúrgica, una técnica limpia, puede incluir o no el rasurado.
  Se desaconseja por la producción de cortes y microabrasiones en la piel afeitada, que hacen aumentar la tasa de infecciones en pacientes rasurados antes de la intervención: cremas depilatorias, el corte del vello con tijeras. Si el cirujano indica que se debe rasurar la piel, esto se hará en las horas anteriores a la operación. Debe prepararse un área mucho mayor que el área de incisión.

Técnica de preparación de la piel
El rasurado:
- Señalar cuál es el área que se debe preparar.
- Reunir el material: Equipo de afeitar, guantes desechables, dos toallas y tijeras si el vello es largo. Si el cirujano ha indicado la aplicación de antiséptico, se incluirá éste, junto con gasas, pinzas de disección, campo estéril y esparadrapo.
- Lavarse las manos.
- Explicar el procedimiento al paciente.
- Descubrir la zona a preparar, cubriendo el resto con una toalla. Colocar debajo el empapador
- .Colocarse los guantes y humedecer la zona con la esponja o las gasas.
- Aplicar jabón, haciendo fricciones en la piel para formar espuma.
- Estirar la piel con una mano, sin tensar demasiado, en dirección contraria a la que se va a afeitar.
- Limpiar periódicamente la maquinilla en una de las cubeteras.
- Aclarar con el agua limpia de la otra cubeta. Secar con una toalla, insistiendo en los pliegues cutáneos.
- Observar la piel, cortes o irritaciones.
- Si está indicada la aplicación de un antiséptico, se realizará inmediatamente después del afeitado (haciendo torundas con las gasas y las pinzas). Dejar secar.
- Cubrir la zona con un paño de campo estéril y fijarlo con esparadrapo.
- Recoger el equipo y reinstalar al paciente.

Si se opta por la depilación con crema depilatoria, se debe contar con un aplicador o depresor lingual, pañuelos de papel batea con agua y gasas. Los pasos a seguir son los siguientes:

- Probar antes la crema en otra zona de piel, durante 20 minutos.
- Aplicar una capa espesa de crema en la zona, extendiéndola uniformemente en dirección contraria a la de crecimiento del pelo. Dejar actuar durante 10-15 minutos y retirar con el aplicador en dirección contraria a la del crecimiento del vello.

B).- Preparación inmediata

Se realiza unas horas antes de la intervención quirúrgica. Los pasos a seguir son los siguientes:

- Comprobar que el paciente no ha ingerido nada por vía oral, durante el tiempo de ayuno indicado.
- Recoger y registrar sus signos vitales.
- Verificar la administración del enema de limpieza.
- Indicarle que se dé una ducha, si no se ha hecho ya la preparación de la piel.
- Retirar cualquier objeto del cuerpo del paciente.
- Colocar, un gorro recogiendo todo el pelo, y una bata limpia con abertura posterior.
- La enfermera administrará la medicación preoperatoria indicada, 1-2 horas antes de la intervención quirúrgica. Fármacos reduce la ansiedad y produce sedación. Otros (anticolinérgicos), reducen las secreciones de la boca y la mucosidad traqueobronquial.
- Comprobar que el expediente del paciente incluye los resultados de las pruebas diagnósticas y del estudio preoperatorio, la hoja de consentimiento.
- Traslado al quirófano: Se realiza en la cama del paciente, o en una camilla, adjuntando su historia clínica. Lo recibe la enfermera de quirófano, que se hace cargo de él a partir de este momento. Preparativos necesarios para su recepción postoperatoria. Familiares del paciente permanecerán en la entrada del área quirúrgica.

Proceso quirúrgico

En los accesos al área quirúrgica se disponen equipos de color verde (pijamas, zuecos, batas, gorros y mascarillas). Hay que tener en cuenta lo relacionado con la asepsia quirúrgica y la señalización, informando de las normas de circulación del personal.

Con el fin de prevenir infecciones postoperatorias en los pacientes, las normas de vestuario y circulación, en el quirófano se extreman las medidas de limpieza, desinfección y esterilización de paredes, suelos, aire, equipos, objetos, instrumental médico-quirúrgico, guantes, batas, paños quirúrgicos. Así como del personal: Cirujano y ayudantes; anestesista y ayudantes; enfermeras de quirófano (instrumentista, anestesista, circulante, etc...)

Los auxiliares de enfermería se encargan de diversas tareas como: recogida, limpieza, clasificación, reposición, desinfección y esterilización del material, etc...

Identificado el paciente, comprobado el protocolo preoperatorio, se le instala, sin ropa, sobre la camilla o mesa quirúrgica, en la posición apropiada; se administra la anestesia, se desinfecta ampliamente la zona, en una superficie cutánea más amplia que la que después quedará expuesta; se cubre el resto del cuerpo con campos estériles. Se realiza la intervención.

La anestesia

El anestesista (médico especializado) y la enfermera anestesista, serán los encargados de la planificación, administración, vigilancia y control de los efectos de los anestésicos en el paciente en el quirófano. Antes y después de la intervención quirúrgica, la enfermera y el anestesista suelen visitar al paciente y durante la intervención vigilan su estado: Presión arterial, frecuencia cardiaca, respiraciones, temperatura, electrocardiograma, volumen ventilatorio, concentración de gases sanguíneos, ph de la sangre, así como la concentración del anestésico en el cuerpo.

Tipos de anestesia

➢ Anestesia general: tiene como objetivo hacer llegar a la sangre los agentes anestésicos en concentración suficiente para que actúen sobre los centros cerebrales. A través de los capilares pulmonares, mediante inhalación, por administración endovenosa. Sus efectos son: pérdida de conciencia, de sensación dolorosa en el cuerpo y la abolición de los reflejos. Se produce un coma artificial. Requiere monitorización, asistencia respiratoria. Su ventaja principal es que el paciente no está despierto y ansioso. Su mayor inconveniente es la depresión circulatoria y respiratoria.

➢ Anestesia regional: tiene como objetivo la pérdida de la sensación dolorosa de una región del cuerpo, mediante bloqueo de la transmisión de los impulsos sensoriales al cerebro. También se bloquea la transmisión motora. Existen distintas zonas donde aplicarla: en las proximidades del nervio o de las raíces nerviosas.

➢ Anestesia espinal o raquídea. Inyectando el fármaco en el espacio subaracnoideo, mediante punción lumbar en la columna vertebral.

➢ Anestesia epidural. El anestésico se inyecta en el espacio epidural. Punción lumbar, caudal o torácica.

➢ Anestesia troncular permite el bloqueo de nervios o plexos, según la zona a tratar.

Hay que tener en cuenta las siguientes cuestiones:
- La colocación adecuada del paciente.
- Una vigilancia estrecha para prevenir complicaciones.
- Vías alternativas en el tratamiento del dolor crónico.

Anestesia local

La aplicación tópica de anestésico local se hace infiltrando los tejidos a intervenir, aplicando un aerosol sobre la piel o la membrana mucosa.

Instrumental médico-quirúrgico básico

Las intervenciones quirúrgicas comprenden una serie de tiempos. Diéresis, hemostasia, operación propiamente dicha y síntesis, para lo cual se utiliza un determinado material médico-quirúrgico. Estos instrumentos son los de:

A).- Instrumentos para la talla o campo:
- Pinza pinocts o cangrejo.
- Pinza de Doyen.

B).- Instrumentos para la Diéresis: (Sirven para dividir o separar los tejidos.)
- Escalpelo.
- Bisturí: mango y hojas de un solo uso. Bisturí eléctrico.
- Tijeras: rectas y curvas, afiladas o de punta roma. Las de vendajes, con punta abotonada.

C).- Instrumentos para la Hemostasia: (Permiten detener la hemorragia.)
- Pinza de Pean.
- Pinza de Kocher.
- Pinza de Crile.

D).- Instrumentos para Exposición: (Permiten exponer los tejidos durante la intervención quirúrgica, para facilitar las maniobras):
- Separador de Farabeuf.
- Separador de Roux.
- Separador de Volkmann.
- Valva abdominal de Doyen.
- Separador autoestático abdominal, o de Gosset.

E).- Instrumentos para la Disección:
- Pinzas de disección.
- Sonda acanalada.
- Sonda abotonada.

F).- Instrumentos para la Aprehensión: (Se utilizan para tomar o asir, adecuándose al espesor y resistencia de los tejidos).
- Pinza de Allis.
- Pinza de Forester, "porta-algodones".
- Pinza de Duval-Collin.

G).- Instrumentos para la Síntesis o sutura:
- Agujas de sutura.
- Aguja de Reverdín.
- Hilos de sutura: no reabsorbibles, reabsorbibles.
- Porta-agujas de Mayo-Hegar.
- Porta-agujas de Mathiew.
- Tijeras de Littauer: para retirar suturas.

Cuidados postoperatorios

Son los correspondientes al periodo posterior a la intervención quirúrgica. Comienza con el traslado del paciente desde el quirófano hasta la unidad de postanestesia, y después a la sala de hospitalización, en donde se llevará a cabo la recuperación del equilibrio fisiológico, prevención de complicaciones, tratamiento del dolor, restablecimiento del paciente como ser integral.

Postoperatorio inmediato

Se traslada al paciente de la mesa de operaciones a la cama o camilla, maniobras cuidadosas, eviten la tensión de la sutura, desconexiones del material accesorio. Permanecerá en la sala de reanimación, de postanestesia, hasta que los efectos de la anestesia hayan disminuido considerablemente y se estabilice su estado: Presión arterial estable, vías respiratorias permeables y nivel de conciencia apropiado.

Las intervenciones de enfermería son las siguientes.
- ✓ La valoración postoperatoria.
- ✓ Vigilancia y tratamiento de cualquier complicación aparecida.
- ✓ Registro de los signos y datos del paciente.
- ✓ Traslado a la unidad de hospitalización.

Valoración postoperatoria.

Se llevará a cabo siguiendo el siguiente orden o protocolo (de lo más, a lo menos urgente):
- Función respiratoria: se valora y vigila la permeabilidad de la vía respiratoria, frecuencia, profundidad y calidad de las respiraciones.
- La obstrucción respiratoria, para evitarla:
  - No colocar la almohada mientras el paciente esté inconsciente.
  - Si no está contraindicado, se le colocará en decúbito lateral, cama en posición horizontal, almohada detrás de la espalda, otras elevando el brazo que se apoya sobre su cuerpo.
  - Si tiene apretados los dientes, se le separan.
  - Si se detecta obstrucción respiratoria, se hiperextiende el cuello. Se introduce una cánula orofaríngea o un tubo endotraqueal y se aspiran las secreciones.
  - Si el paciente ya tenía colocado un tubo endotraqueal, antes de retirarlo debe comprobarse que ha recuperado los reflejos de deglución y tusígeno, que respira un volumen suficiente de aire, que sus signos vitales están estabilizados y que puede permanecer despierto.
- Estado cardiovascular: la presión arterial, frecuencia y ritmo cardíaco, color y estado de la piel, y temperatura. Los signos vitales deben medirse frecuentemente, la reposición de líquidos.
- Estado neurológico: se valora el nivel de conciencia, su orientación y su capacidad de realizar movimientos. Cuando recupera los reflejos, las funciones motoras y sensitiva, y la orientación temporo-espacial y de persona, significa que los efectos de la anestesia están terminando.
- Equilibrio hidroeléctrico: se registran los ingresos y las eliminaciones que se produzcan a través de cualquier vía. Se controlará la diuresis.

- Aparato digestivo: en caso de vómito, se colocará al paciente en decúbito lateral y se aspirarán los restos de vómitos.
- Apósitos y equipos: el apósito quirúrgico se revisa para observar su estado y la presencia de drenaje o sangre. Se revisará la inserción o conexión y funcionamiento de todos los equipos colocados en el paciente: catéteres, perfusión de líquidos, bomba de perfusión, sondas, drenajes, sistemas de aspiración, colpotomía, etc...

Postoperatorio mediato o continuado
Comienza al llegar el paciente a la sala de hospitalización. Su historia clínica, el informe sobre la intervención, la anestesia, la reanimación y las órdenes médicas. Se le instala en su unidad.

Periodo inicial
Se realiza y registra la valoración inicial, sistemática.
- ✓ Signos vitales.
- ✓ Nivel de conciencia.
- ✓ Revisión de apósitos.
- ✓ - Comprobación de tubos y drenajes.
- ✓ Aspecto de la piel.
- ✓ Revisión de perfusiones intravenosas.
- ✓ -Presencia y características del dolor.
- ✓ Nauseas o vómitos.
- ✓ Posición del paciente.

Para planificar los cuidados posteriores, deben tenerse en cuenta los resultados de la valoración inicial, la historia anterior y las órdenes del cirujano. Conseguir y facilitar el restablecimiento y prevenir las complicaciones postoperatorias.

A).- Estado respiratorio
Se promueve la expansión pulmonar, y la eliminación de secreciones mediante:
- Respiraciones profundas y ejercicios de expectoración, un espirómetro de incentivo.
- Ambulación precoz y cambios postulares.
- Ayuda a la expectoración, adecuada ingesta de líquidos, que fluidifican las secreciones.
- Observación regular de la respiración del paciente.

B).- Estado cardiovascular
Estimulación de la circulación: movilizaciones activas, cambios postulares adecuados, que no obstaculicen el retorno venoso, contracciones musculares, ambulación precoz. Colocación de medias antiembolia, si está indicado. Valoración regular de la frecuencia cardiaca, presión arterial y temperatura.

C).- Ingestión y excreción de líquidos
El paciente suele quejarse de sequedad de boca y sed. Por eso es preciso:
- Darle pequeños sorbos de agua, si puede tomar líquidos, humedecer los labios con una gasa empapada, darle un cubito de hielo.
- Ayudar al paciente en el aseo de la boca.

- Administrar las soluciones intravenosas prescritas, para mantener la hidratación.
- Observar y registrar los ingresos líquidos del paciente.

En cuanto a la eliminación urinaria:
- Tomar todas las medidas posibles para facilitar la micción, antes de recurrir al sondaje. Abrir el grifo y dejar correr el agua, cambiar antes de intentar la micción, calentar la cuña antes de proporcionársela al paciente, permitir a los varones ponerse de pie junto a la cama para orinar, verter unas gotas de agua templada sobre el periné.
- Medir y registrar tanto los ingresos como las eliminaciones líquidas.

D).- Nutrición
La nutrición y la ingestión de líquidos son imprescindibles para la adecuada recuperación de la función gastrointestinal. Permiten una correcta hidratación, proporcionan energía y facilitan la cicatrización de la herida quirúrgica.
La dieta postoperatoria es prescrita por el médico. El paciente tardará más o menos tiempo en tolerarla, como el tipo de intervención que se le ha realizado, el tipo de anestesia.

La asistencia de enfermería incluye:
- Estimular al paciente a ingerir los líquidos y alimentos de la dieta prescrita y observar su tolerancia.
- Seleccionar líquidos y alimentos que, dentro de los permitidos, sean del agrado del paciente.
- Si se administran los alimentos a través de sonda nasogástrica, cuidar su temperatura, la velocidad de perfusión, la permeabilidad de la sonda.
- Si la alimentación se realiza por vía parenteral, cuidar la permeabilidad del sistema, la velocidad de perfusión, y observar que no haya edema, cambios de color en la piel, dolor, calor y enlentecimiento del flujo sanguíneo, signos indicativos de tromboflebitis.

E).- Eliminación fecal
La reducción de la ingestión en el preoperatorio, la inmovilización, la manipulación intestinal durante algunas intervenciones, y los anestésicos, pueden disminuir el peristaltismo y dificultar la eliminación. Por ello, hay que tener en cuenta:
- Estimular las movilizaciones y la ambulación.
- Animar al paciente a la ingestión de líquidos y alimentos.
- Administrar un enema evacuador, o supositorio rectal.

F).- Protección de la piel y cuidados de la herida
Se previene la aparición de infecciones nosocomiales. Estas infecciones se favorecen, por la manipulación de la piel y mucosas en pacientes postquirúrgicos, si hay un descuido del personal sanitario en el lavado de manos.

Medidas de protección de piel y mucosas
✓ Cuidar la higiene completa del paciente, con la adecuada frecuencia.
✓ Cambiar regularmente la cama y ropa del paciente.

- ✓ Realizar los cuidados preventivos para la aparición de úlceras por decúbito.
- ✓ Lavarse las manos meticulosamente, antes y después de estar en contacto con un paciente.
- ✓ Cuidar la asepsia en las técnicas que lo requieran.

Cuidados de la herida quirúrgica
- ✓ Valoración de la herida: observa el color y la temperatura de la piel, estado de la sutura, presencia de sangre o drenajes y localización e intensidad del dolor.
- ✓ Inspeccionar el apósito regularmente.
- ✓ Realizar cambios de apósitos, según indicación médica, cumpliendo una asepsia estricta en la técnica.

G).- Tratamiento del dolor
El dolor es una experiencia que los pacientes viven de forma distinta, según su personalidad. En el postoperatorio, algunos de los métodos que pueden utilizarse para aliviar el dolor son:
- Administración de analgésicos.
- Control electrónico del dolor.
- Acupuntura.
- Empleo de técnicas no farmacológicas ni instrumentales.

H).- Restauración de la movilidad
Las movilizaciones y la ambulación precoz, favorecen la cicatrización y mejoran las funciones corporales. Unas horas después de la intervención quirúrgica. Debe tenerse en cuenta lo siguiente:
- Comenzar de forma progresiva.
- Realizar movilizaciones activas, pasivas o activo-asistidas.

Complicaciones postoperatorias más frecuentes
Complicaciones circulatorias.
- ➢ Hemorragia: según el volumen de sangre perdido y la rapidez de la pérdida.
- ➢ Tromboflebitis: la inmovilidad postoperatoria se relaciona con la éstasis venosa que predispone a la parición de esta complicación.

Complicaciones respiratorias
- ➢ Embolia pulmonar: la obstrucción de la arteria pulmonar por un émbolo. Dolor agudo en el tórax, disnea, cianosis, agitación y sudor frío.
- ➢ Atelectasia: el exceso de moco y secreciones consiguiente a la cirugía. Por dificultad respiratoria, cianosis, taquicardia, hipertermia, agitación y dolor torácico.
- ➢ Neumonía: es una inflamación del tejido pulmonar, causada por microorganismos.

Complicaciones urinarias
- ➢ Retención urinaria: es la acumulación de orina en la vejiga y la incapacidad de ésta para eliminarla. Espasmo del esfínter vesical.

> Infección urinaria: consecuencia de la reducción del ingreso de líquidos, de la movilidad, las manipulaciones instrumentales. Urgencia, sensación de quemazón y disuria.

Complicaciones gastrointestinales
> Estreñimiento.
> Nauseas y vómitos.
> Distensión abdominal.
> Obstrucción intestinal.

Complicaciones de las heridas
> Infección: calor, enrojecimiento, inflamación en la zona de incisión, drenaje purulento, dolor intenso en la zona de incisión y olor.
> Dehiscencia: es el resultado de la apertura de la sutura. Evisceración.

Complicaciones psicológicas:
> Depresión: tristeza, abatimiento, sensación de pérdida, trastornos del sueño y trastornos de las conductas alimenticias.
> Delirio: El delirium tremens. Desorientación, verborrea, alucinaciones de todo tipo, excitación motora y trastornos del sueño.

Los drenajes.
Las posibilidades de infección de la herida quirúrgica, disminuyen con un drenaje adecuado, que facilite la salida al exterior de sangre, líquidos corporales y pus, de forma que no puedan convertirse en un caldo de cultivo para el crecimiento de microorganismos. Hay tres tipos de drenajes

Drenajes simples
- Penrose.
- De tejadillo.
- En cigarrillo: el catéter de caucho para aspiración, el catéter mediastínico de silicona, el tubo en T.

Drenajes colectores
- Tipo redón.
- De doble luz.
- De triple luz.

Evacuadores quirúrgicos.
Sistema cerrado de drenaje, un tubo conectado a la unidad de aspiración.

A tener en cuenta:
✓ Vigilar la permeabilidad del drenaje.
✓ Evitar la extracción o desplazamiento de la inserción del drenaje.
✓ No elevar el sistema colector del drenaje por encima de la herida.
✓ Realizar la técnica de limpieza del punto de drenaje.
✓ Aplicar apósitos estériles alrededor y sobre el drenaje, y bolsas colectoras que faciliten la recogida del líquido eliminado.
✓ Asegurar la integridad de la piel. Anillo o sello de Karaya, pomada de óxido de cinc.

✓ Registrar los datos observados respecto a las características del drenaje (volumen, olor, color, etc...), de la herida y de la piel.

El papel del personal auxiliar de enfermería
El/la auxiliar junto con la enfermera son las personas que están más cerca del enfermo y las que pasan más tiempo con él. Esto les confiere una gran responsabilidad ya que se enteran de todas las dudas, angustias y estados de ánimo por los que pasa el enfermo. Esta información puede ser muy útil para el médico, para valorar la evolución de la enfermedad y poner una pronta solución al problema.

Su misión primordial
✓ Cuidar al enfermo en sus tareas más cotidianas
✓ Arreglar las habitaciones.
✓ Hacer las camas.
✓ Cambiar al enfermo.
✓ Aseo e higiene del enfermo
✓ Alimentación del enfermo

El/la auxiliar de enfermería en consultas externas
En consultas externas tiene una doble finalidad:
- Cuidar y arreglar la consulta
- Realizar funciones puramente administrativas.

El/la auxiliar de enfermería en urgencia
Urgencia es un servicio especial dentro de un hospital, la forma de trabajar es diferente y el ritmo que se lleva es muy superior al resto del hospital. Normalmente los casos que llegan son agudos y la rapidez y decisión muchas veces son imprescindibles para salvar vida de un enfermo.

Dentro del servicio de urgencias existen dos grupos:
- El de medicina interna.
- El de cirugía.

Cuestiones a tener en cuenta:
- Eficacia
- Rapidez.

¿Cuáles son las tareas más comunes?
- La toma de temperatura, pulso y presión.
- La administración de enemas
- La colocación de cuñas
- El control de goteros, etc.

El trato con el paciente será en urgencias más delicado, el enfermo está sumamente angustiado y quiere saber de una forma imperiosa lo que le ocurre, en este punto la auxiliar debe colmarlo y tranquilizarlo, cualquier explicación de su estado se le dará el médico. Otro punto a tener en cuenta son los familiares del enfermo, la auxiliar los remitirá siempre al médico, ella no debe dar ninguna explicación en cuanto al estado del paciente.

TEMA 14

OBSTETRICIA, GINECOLOGÍA Y SERVICIO DE PEDIATRÍA

El proceso de la fecundación

Sabemos que después del coito entre una pareja humana, el **SEMEN** se deposita en la parte superior de la **VAGINA**, alrededor del **CUELLO UTERINO**.

Se eyaculan, en la vagina, unos 200-300 millones de espermatozoides aunque, normalmente, **UNO SOLO DE ELLOS FECUNDA A UN ÓVULO**

El camino de los espermatozoides

La eyaculación da el pistoletazo de salida, más de 200 millones de espermatozoides parten con energía hacia su santo grial: el óvulo. Aquel que lo fecunde sobrevivirá, mientras tanto, el resto de competidores morirá irremediablemente y será devorado en esta carrera extrema.

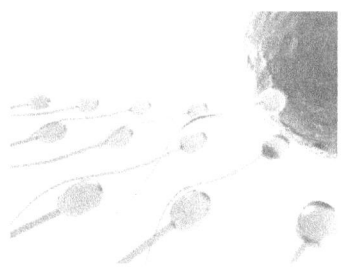

Sólo uno será el vencedor.

La carrera está a punto de comenzar. Los espermatozoides **llevan alrededor de 90 días desarrollándose y madurando para este momento**. Nacieron en los tubos seminíferos de los testículos y **se entrenaron para la gran carrera en el epidídimo** (el conducto que sale del testículo). Muchos se han convertido en corredores de fondo y han desarrollado técnicas para evitar las numerosas trampas que les aguardarán en el aparato reproductor femenino.

En esta carrera **participarán 250 millones de espermatozoides** (la cantidad media de espermatozoides que se liberan en un eyaculado) **y sólo puede haber un ganador**, aquel que llegue al único óvulo y lo fecunde. En otras ocasiones, los espermatozoides tienen más suerte, hay más de un óvulo disponible para fecundarse (en mujeres con ovulación múltiple).

El diseño del espermatozoide cumple un único objetivo: **Fecundar o morir**. Ha perdido la capacidad de producir proteínas que le permitan regenerar su maquinaria y tener una vida media larga. Además, la hidrodinámica cuenta, y mucho: Tienen su ADN enormemente compactado para que ocupe el menor volumen posible y así permitir que la cabeza (lugar donde se sitúa el ADN) sea lo más pequeña posible.

La cola o flagelo del espermatozoide es su hélice propulsora y está diseñada tanto para la velocidad como para la resistencia. Es altamente eficiente en el consumo de energía biológica, el ATP (adenosin trifosfato), comparado con el resto de células humanas. También posee **una cantidad enorme de mitocondrias, los motores** que se van a encargar de mantener unos altos niveles de energía para que el espermatozoide participe en su gran carrera.

La eyaculación durante el coito es el pistoletazo de salida. Los espermatozoides salen en tromba desde el epidídimo. Su primera etapa es una especie de **paso "por boxes"**: Al pasar por los conductos deferentes y la uretra quedarán envueltos con los fluidos de las vesículas seminales y de la próstata, formando el semen, que les facilitará la carrera una vez que lleguen a la vagina.

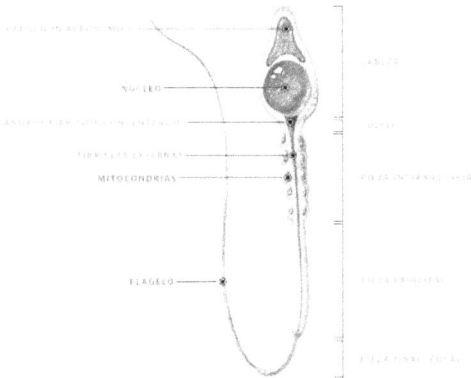

Anatomía del espermatozoide

Ya han salido del pene a través de la uretra y han llegado a la vagina. La verdadera carrera comienza ahora. La distancia que les queda a los espermatozoides hasta llegar al óvulo es de 15-18 cm. y **hay tiempo límite.** Los pequeños nadadores **sólo pueden sobrevivir en el aparato reproductor femenino durante 2-5 días y el óvulo no aguanta más de 24 horas**, más allá de ese tiempo sólo hay muerte para ellos. Así pues, dependiendo de la peripecia de los microscópicos competidores, la carrera puede durar de media hora a una extenuante maratón de 5 días.

De pronto, los primeros espermatozoides comienzan a quedarse rezagados. **Más del 50% de los espermatozoides eyaculados tendrán una o varias malformaciones** (cabeza grande, dos cabezas, dos colas, ausencia de cola...) que les impedirán, en mayor o menor medida, llegar hasta el óvulo. **Algunos sólo dan vueltas en círculo sin ningún rumbo aparente**, otros son incapaces de moverse en ese nuevo entorno y algunos tratan de avanzar con esfuerzo pero con una pésima velocidad, inferior a 5 micras por segundo (1 micra es la milésima parte de un milímetro). Esta no es sólo una carrera de resistencia sino de velocidad, el que llegue antes al óvulo tendrá más posibilidades de fecundarlo. Los espermatozoides más veloces siguen su marcha hacia su objetivo a toda máquina, más de 35 micras por segundo.

Los primeros obstáculos y trampas comienzan a aparecer en la vagina de la mujer. Su ambiente ácido (pH alrededor de 5) merma a los espermatozoides. Pero ese no será el peor problema al que tendrán que hacer frente. Los glóbulos blancos del sistema inmune están alerta, detectan a algunos espermatozoides como células extrañas y no tienen intenciones amigables. Aquellos espermatozoides menos afortunados perecerán devorados o destruidos por las células defensivas de la mujer.

Por suerte, los espermatozoides tienen alguna ayuda. El óvulo marca el camino mediante determinadas moléculas y señales de temperatura. Además, los fluidos de las vesículas seminales y la próstata comienzan a hacer efecto en el recorrido de la carrera, en el interior de la mujer. El pH normalmente ácido de la vagina comienza a neutralizarse parcialmente (llega a un pH cercano a 7) para no dañar a los espermatozoides, el moco se vuelve menos espeso para que naden mejor y el útero y las trompas de Falopio comienzan a contraerse rítmicamente para ejercer una pequeña succión que facilite la llegada al óvulo. Por si esto fuera poco, los fluidos del semen también proporcionan a los espermatozoides mucho combustible en forma de azúcares y hacen de escudo defensivo frente a los peligrosos glóbulos blancos.

Los espermatozoides están llegando ya al útero y tendrán que atravesar, con más o menos esfuerzo, el moco que se encuentra en torno al cuello uterino. Si la ovulación ha tenido ya lugar, será un moco líquido, pero si el óvulo aún no ha salido del ovario, los espermatozoides se las verán y desearán para atravesar un moco bastante espeso.

Los pequeños nadadores están llegando ya a la trompa de Falopio, se encuentran en la parte más estrecha del recorrido, la unión uterotubárica. De los más de 200 millones que comenzaron la carrera, ya sólo quedan unos pocos miles de ellos. En su recorrido por el aparato sexual femenino los espermatozoides se transforman: Se vuelven hiperactivos, mueven a mucha mayor velocidad el flagelo que cuando comenzaron la carrera. Pero no sólo eso, han adquirido una habilidad imprescindible, han aprendido cómo atravesar las capas celulares de protección que rodean al óvulo. Una habilidad que desconocen todos los espermatozoides que no han realizado esta carrera de supervivencia. Mientras tanto, en las trompas de Falopio, muchos espermatozoides quedarán pegados a las paredes, exhaustos y sin capacidad para continuar.

La meta ya está a la vista, el óvulo se ve en el horizonte microscópico. A estas alturas de la carrera, sólo una decena de espermatozoides ha llegado hasta aquí. Están intentando pasar a través de las células que rodean al óvulo y que lo protegen, la zona pelúcida. De repente un espermatozoide acaba de liberar unas enzimas que posee en su cabeza (en el acrosoma), está abriéndose paso a "mordiscos" bioquímicos, la reacción acrosómica ha comenzado. Tan pronto como esto sucede el óvulo produce una coraza a su alrededor para que ningún otro espermatozoide pueda fecundarlo. Ya tenemos ganador. En este caso particular, un espermatozoide X ha fecundado al óvulo. Ha perdido su cola en el intento, pero este pequeño superviviente formará parte, si hay suerte, de una hermosa bebé, ajena a la cruda carrera de supervivencia que la originó.

El resto de espermatozoides ha muerto. Bien asesinados o bien por hambre. Algunos están todavía agónicos o vivos, pero su final es irremediable: Los fagocitos los devorarán y eliminarán más tarde o más temprano. Tanto en la carrera de los espermatozoides como en la evolución, sólo los más aptos sobreviven.

El resultado inmediato de la penetración del espermatozoide en el óvulo es la FUSIÓN DEL MATERIAL HEREDITARIO. El núcleo del óvulo y el núcleo del espermatozoide se suman dando lugar a LA PRIMERA CELULA, llamada CIGOTO, del futuro hijo.

EL CIGOTO se divide en 2 células (fase n° 5) después en 4 células (fase n° 6) y sigue dividiéndose hasta alcanzar la forma de una mora silvestre, llamada MORULA (fase n° 7)

La anidación
A las pocas horas de la fecundación, el EMBRIÓN (CIGOTO) inicia su camino desde las trompas de Falopio hacia el ÚTERO. Al mismo tiempo comienza la división celular (vista anteriormente) llamada MITOSIS, que permite mantener el número de CROMOSOMAS CONSTANTE de una generación a otra en todas las células del cuerpo.

Además de lo expuesto, el embrión comienza a crecer, alimentándose de las sustancias del citoplasma del óvulo (llegara a ocupar el tamaño del óvulo y del espermatozoide)

LA MORULA, racismo celular, después de 3 ó 4 días llega al ÚTERO. Entre sus células, nos referimos a la MORULA, se acumula líquido de la secreción endométrica para formar una cavidad central. Durante esta fase del embrión llamada BLASTULA, podemos diferenciar las células superficiales (MACROMERAS= grandes) y las células internas (MICROMERAS= pequeñas)

Ya las sustancias nutritivas del citoplasma se han agotado y, ¿Cómo alimentarse?

Como un tornillo, el EMBRIÓN perforará la mucosa uterina en el ENDOMETRIO para buscar los vasos sanguíneos de la madre y alimentarse. La sangre materna viene a bañar al CORIÓN (membrana formada por las MACROMERAS unidas al ENDOMETRIO) que dará lugar a la futura PLACENTA)

Las células INTERNAS (MICROMERAS) originarán los tejidos del EMBRIÓN perforará la mucosa uterina en el ENDOMETRIO para buscar los vasos sanguíneos de la madre y alimentarse. La sangre materna viene a bañar al CORIN (membrana formada pro las MACROMERAS unidas al ENDOMETRIO) que dará lugar a la futura PLACENTA.

Las células INTERNAS (MICROMERAS) originarán los tejidos del EMBRIÓN propiamente dicho.

Las relaciones EMBRIÓN -MADRE se pueden comparar con las de PARASITO-HUESPED

Embarazos múltiples

Sabemos que el padre es el único responsable del SEXO del bebé; ahora, vamos a conocer una responsabilidad exclusiva de la madre: LOS EMBARAZOS MULTIPLES (gemelos, trillizos, etc.)

Para ello debe saber: que todavía es desconocido el mecanismo por el cual, normalmente, la mujer produce un solo óvulo en cada ciclo menstrual. Y por lo tanto engendra un solo hijo. Suele pasar que bien por la edad, o bien por algún tratamiento contra la esterilidad, el mecanismo pierda eficacia, SE FORMEN DOS O MÁS OVULOS y se produzcan los embarazos múltiples.

Gemelos bivitelinos

Este embarazo múltiple se produce cuando por una razón, aún desconocida, la madre produce DOS OVULOS al mismo tiempo. Estos óvulos se pueden producir en el mismo ovario o en cada ovario un óvulo.

Si los dos óvulos quedan fecundados, ocurre:

- Que se producen dos embriones separados con placenta y membranas propias (los llamados gemelos).
- Que sus genotipos son distintos y pueden ser de distinto sexo.
- Que se parecen, uno a otro, como dos hermanos.
- Que viven juntos en el mismo claustro materno.

Gemelos univitelinos (mellizos)

Proceden de un solo ovulo fecundado por un solo espermatozoide.

¿Qué ocurre?

Que en la fase de BLASTULA, por razones desconocidas, las células formadas por MITOSIS se agrupan en DOS CENTROS DE ORGANIZACIÓN, dando cada centro UN SER.

Por lo que:

- El genotipo de estos seres ES IDENTICO y su sexo también.
- Se desarrollan en la MISMA PLACENTA
- Se parecen mucho uno a otro, pero sus capacidades pueden ser distintas, pues éstas dependen del ambiente.

Ocasionalmente, los gemelos univitelinos pueden no estar separados completamente. Los dos pueden unirse por diversos sitios y pueden tener órganos en común (SIAMESES). Tales mellizos son, casi siempre, de vida corta.

El desarrollo del embrión

Ya tenemos al CIGOTO implantado en la parte superior (fondo) del ÚTERO. Por debajo del embrión, la pared uterina va aumentando de grosor y las células del TROFOBLASTO (capa externa de células de la blástula) "atacan" la pared uterina formando ramificaciones que reciben el nombre de vellosidades coriónicas. Estas vellosidades penetran en la pared uterina, destruyen el tejido y forman lagunas que se llenan de sangre materna. Esta sangre baña las terminaciones de las vellosidades y permite que estas absorban nutrimentos y oxígeno que son llevados por la vena que discurre por el cordón umbilical hasta el embrión. Los desechos metabólicos del embrión pasan a través de las arterias umbilicales hasta el embrión. Los desechos metabólicos del embrión pasan a través de las arterias umbilicales que también se han formado, a las vellosidades coriónicas y de allí a la sangre materna. No existe contacto directo entre la sangre de la madre y la del embrión.

Esta "zona de intercambio" de alimentos, oxígeno y productos de desecho entre el feto y la madre es lo que dará lugar a la placenta, que está formada a partir de las membranas que recubren el útero y la lámina de células externas del embrión joven (TROFOBLASTO).

Por otro lado, las células del embrión, en su desarrollo, no sólo aumentaran en número, sino también se irán diferenciando en tamaño y forma según sus futuras funciones. Esta primera etapa de especialización de las células se denomina "GASTRULACIÓN"

¿Qué se distingue en la masa celular que forma el embrión de 3 a 4 semanas?
En esta masa celular podemos observar tres capas de células:
- ➢ ENDODERMO: (capa interna) que formará el epitelio que tapiza el tubo digestivo y sus glándulas (hígado, páncreas), el aparato respiratorio y el sistema urogenital)
- ➢ MESODERMO: (capa intermedia) que dará lugar a:
    - Los músculos.
    - Los huesos.
    - Los elementos de la sangre.
    - La mucosa de las cavidades del cuerpo.
- ➢ ECTODERMO: (capa externa) que originará:
    - La piel.
    - Los pelos.
    - Las uñas.
    - El epitelio que tapiza la boca, la cavidad nasal y el ano.
    - Una parte de esta capa formará el sistema nervioso.

Cambios en el organismo materno durante la gestación

Aparato genital
Utero:
- ✓ Se hipertrofia.
- ✓ Aumenta vascularización y espesor del endometrio.
- ✓ Desarrollo del segmento inferior: zona comprendida entre cuerpo y cuello uterino de gran importancia en el parto.

Cuello:
- ✓ Experimenta cambios Elasticidad necesaria en el parto. Las glándulas que lo recubren secretan gran cantidad de moco = Tapón mucoso cervical.
- ✓ Vagina y vulva: Se hacen más elásticas. Su secreción glandular previene de las infecciones.

Mamas: Aumentan de tamaño. Se hipertrofian, dilatándose los conductos galactóforos.

Control médico de la gestante

Durante la gestación, la embarazada debe acudir regularmente a la consulta de obstetricia y además cada vez que presente: Dolor abdominal, escalofríos y fiebre, disuria, pérdidas vaginales, vómitos, edemas, cefaleas, ...

Su función: Prevención de anomalías físicas o mentales.

Primera visita:

- Al tener la sospecha o constancia del embarazo.
- Historia clínica.
- Historia obstétrica: fecha de última menstruación. Fecha probable del parto.
- Exploración general: peso, T.A., ...
- Exploración genital: inspección con colposcopio o valuas.
- Tacto vaginal combinado.
- Citología (tomas de muestras).

Siguientes visitas:

- Auscultación del latido fetal. Estetoscopio de Pinard, ecografía (U.S.).
- Maniobras de Leopold: técnica de palpación abdominal para valorar el crecimiento del útero.
- Inspección y palpación de mamas: valoración del pezón.
- Evolución: crecimiento uterino, latido fetal, T.A., peso.

Exámenes complementarios:

- Sistemático de orinas.
- Pruebas de laboratorio.
- Ecografía: 1 al trimestre.
- Amnioscopia: estudio del color del líquido amniótico por introducción del aminoscopio a través del cuello uterino.
- Amniocentesis: punción transabdominal de la cavidad amniótica.

El final del embarazo

Al final del embarazo, es importante diagnosticar:

- La colocación.
- La presentación.
- La posición del feto.

Los datos para hacer el diagnóstico se pueden obtener por:

- Palpación abdominal.
- Tacto vaginal.
- Auscultación del corazón del feto.

En casos difíciles, se requieren estudios radiográficos y ecográficos.

En las últimas semanas, EL FETO OCUPA LA MAYOR PARTE DEL ESPACIO DISPONIBLE y se hacen menos móviles por la reducción del líquido amniótico. Si en estas fechas la colocación del feto es LONGITUDINAL en relación con el eje del útero, él bebe se puede presentar en el parto de:

CABEZA (presentaciones cefálicas)

PIES O NALGAS (presentaciones podálicas)

La presentación de CABEZA varía según el grado de extensión o flexión del cuello, y pueden ser:

Si la colación del feto es transversal en relación con el eje del útero, el bebé se presentará de HOMBROS.

En las últimas semanas, es importante determinar el ENCAJAMIENTO DE LA CABEZA, es decir, el nivel de la cabeza del feto en relación con el reborde de la pelvis.

El parto normal. Eutócico
El parto es un proceso por el cual los productos de la concepción, incluidos feto y placenta, son expelidos del útero al ambiente exterior.

Llamamos parto normal (eutócico) al nacimiento de un bebé vivo y maduro, es decir, de más de 2,5 kg durante el cual no se presenta ningún problema.

No se conoce de forma precisa el cómo y el porqué del comienzo del parto. Posiblemente entran en juego numerosos factores, de los que se conocen:

1° Que se bloquea la segregación de PROGESTERONA, que durante el embarazo actuó para reducir la contractilidad uterina.
2° Que la maduración cerebral del feto también influye en el parto.
3° Que la distensión progresiva del útero del útero determina una mayor excitabilidad del miometrio, que permite la puesta en marcha del parto.

Sea cual fuere la causa fundamental, el hecho es: que entre la semana 39 y la 41 de gestación tiene lugar el 80% de los partos. Un 10% se presentan antes y otro 10% después.

Fisiología del parto
Dos resistencias tienen que vencerse para la expulsión del feto del útero:
Una resistencia ofrecida por el cuello uterino y la otra, por el canal pelviano.
En el parto pueden considerarse tres fases sucesivas:

PRIMERA FASE: DESDE EL INICIO HASTA LA DILATACIÓN COMPLETA DEL CUELLO UTERINO

¿Cómo se inicia?
Por contracciones involuntarias del útero

¿Qué ocurre?
Que desaparecen el cuello uterino y se expulsa el tapón mucoso.
Que tiene lugar la rotura de la bolsa amniótica y se expulsa el líquido (en algunos casos, la rotura puede ser precoz, ocurriendo antes de la dilatación)
La mujer percibe contracciones que se hacen cada vez más frecuentes, intensas y duraderas. Al principio, aparecen cada media hora con unos segundos de duración. Cuando la dilatación es completa, las contracciones se producen cada 4

minutos y duran 15 segundos. La dilatación se mide en centímetros, y se dice que es completa cuando alcanza 10 centímetros de diámetro.

SEGUNDA FASE: DESDE LA DILATACIÓN HASTA LA EXPULSIÓN COMPLETA DEL FETO.

¿Cuándo se hacen las contracciones abdominales?
Inspirando aire, contenido la respiración e inmovilizando el diafragma
Una vez terminada la contracción, se expulsa el aire y se relaja la musculatura abdominal durante unos minutos. Cada vez, este proceso se repite con menos intervalos, con mayor intensidad y con mayor duración.

¿Qué hace el feto?
El feto desciende, empuja al suelo pélvico y origina una presión sobre el recto y la vagina. El PERINE (espacio entre la vagina y el ano) se abomba y la cabeza fetal aparece a través de la vulva, avanzando un poco más en cada contracción, hasta que sale mediante un movimiento de extensión.

Después, la cabeza realiza una rotación externa y salen los hombros y, con suma facilidad, el resto del cuerpo.

TERCERA FASE: DESDE LA EXPULSIÓN DEL FETO HASTA QUE SE COMPLETA LA EXPULSIÓN DE LA PLACENTA.

Esta fase se caracteriza por:
Después de 15 minutos de descanso reaparecen las contracciones
EL útero y el área placentaria disminuyen de tamaño.
La placenta se despega y es expulsada al exterior.
Se produce una pérdida de sangre (esta pérdida se considera normal si no sobrepasa los 200c.c)
Con lo anterior, ha terminado el alumbramiento

¿Cuánto suele durar un parto?
Si la mujer es PRIMIPARA (primeriza), la duración es de unas 12 horas
Si la mujer es MULTIPARA (ha parido más de una vez), dura unas 7 horas.

La obstetricia moderna puede acelerar el parto.
Una asistencia correcta al parto implica la presencia de un personal médico y sanitario adecuado y la aplicación de asepsia y antisepsia.
El parto, tanto para la madre como para el feto, supone un duro trabajo.

¿Qué repercusiones tiene el parto sobre la madre?
- ✓ Efectos metabólicos: que supone un mayor gasto de oxígeno y grasas. Si el parto se prolonga, aumenta la presencia de acetona y comienza la deshidratación.
- ✓ Efectos cardiorrespiratorios: como consecuencia del ansia y del dolor, se origina un mayor trabajo del corazón, que supone un aumento de la presión y de la respiración.

¿Qué efectos puede producir el parto en el feto?
- ✓ Se puede quedar un tiempo sin oxígeno durante una contracción prolongada.
- ✓ Se puede producir una disminución transitoria del pulso al ser empujada la cabeza dentro de la pelvis.
- ✓ A medida que la cabeza es conducida a través de la pelvis puede ser moldeada por la forma del canal del parto. Sufre deformaciones mecánicas y hematomas.

El parto distócico

El parto no sigue en ocasiones el curso esperado, por multitud de causas, y obliga a intervenir al médico para modificar el curso del parto o bien ayudar quirúrgicamente a su feliz desenlace. Cuando esto ocurre, el PARTO se llama DISTOCICO.

Causas:

- Las distocias dinámicas. Se producen como consecuencia de trastornos de la contractilidad uterina. Las contracciones se pueden presentar: con poca intensidad, con exceso, con falta de armonía.
  Si las contracciones son débiles el parto no progresa.
  Si se producen con exceso de intensidad y frecuencia, dificultan la oxigenación del feto.

Las distocias del canal óseo del parto.

Dos son los motivos que pueden llevar a un problema en el parto.
- Por el tamaño del feto; principalmente, por los diámetros cefálicos (tamaño de la cabeza)
- Porque la PELVIS es demasiado estrecha o está deformada.

Alteración del canal blando del parto

Si se presentan estenosis del cuello uterino o existe un tumor se pone en peligro la vida de la madre pues se puede esperar la rotura uterina que afecta a diversas partes de los órganos genitales.

La presentación anómala del feto.

También implica un parto distócico y puede ocurrir en los siguientes casos:
- Presentación de hombros.
- Presentación de nalgas.
- Presentaciones de cabeza en flexión (de cara, de frente)

Los partos prematuros y los partos múltiples se deben incluir dentro del grupo de los partos problemáticos ya que requieren una atención especial.

Operaciones que se practican con más frecuencia en los partos distócicos
Fórceps

Se cree que fue inventado en Inglaterra a principios del siglo XVII. En el siglo XVIII se extendió a toda Europa y llego a utilizarse en el 40% de los partos.

Su utilización no ha sido bien aceptada, ya que representa ciertos peligros.

Para evitar estos peligros debe aplicarse solamente después de la dilatación completa del cuello uterino y cuando la cabeza fetal está bien encajada.

El fórceps tiene la forma de dos cucharas unidas en forma de tijeras. Se aplica sobre los huesos parietales de la cabeza del niño porque son duros y resistentes. Cuando se utilizan, se le debe administrar anestesia a la madre, pues de no ser así, sería muy doloroso.

¿Cuándo se aplica?
- Cuando es necesario acortar el tiempo del parto en beneficio del feto o de la madre.
- Cuando las contracciones son insuficientes.
- Cuando la expulsión se prolonga.
- Cuando la madre está agotada.

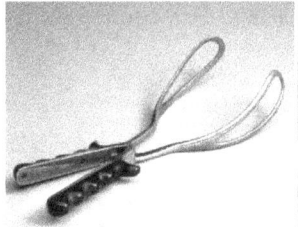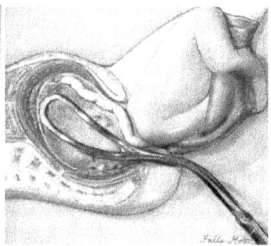

La ventosa obstétrica

Es un instrumento metálico o de plástico en forma de campana, unido por un sistema de tubos de goma a una bomba de vacío (aspiradora)

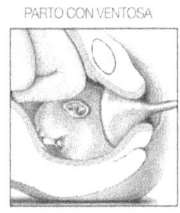

Una vez aplicada sobre la cabeza del niño se procede a la extracción del mismo, pero con tracciones rítmicas y sincronizadas a las contracciones uterinas.

Este procedimiento es menos doloroso que los fórceps.

Los dos métodos anteriores aplicados de maneras inadecuadas pueden producir deformaciones, hematomas y traumatismos cefálicos en el feto.

La cesárea

Consiste en la extracción del feto a través de las paredes del abdomen. Es una de las intervenciones más antiguas.
La utilizan los médicos cuando:
- EL niño es demasiado grande para atravesar el canal pelviano.
- El bebé está sufriendo.
- El parto se prolonga o se detiene.
- Se presentan hemorragias intensas.
- La madre padece alguna enfermedad grave (diabetes, insuficiencia cardíaca, etc.)
- La presentación del bebé hace casi imposible la expulsión normal.

EL PUERPERIO: Abarca desde el final del desprendimiento de la placenta y expulsión de la misma, hasta la primera menstruación postparto, más o menos 40-45 días (cuarentena).

Periodo de recuperación progresivo de los órganos sexuales internos, de la normalización de las secreciones hormonales, etc.. Hasta que la mujer recupera su ciclo sexual normal.

Vigilancia post-parto
Abarca las siguientes actuaciones:
- Dos veces al día (micción/defecación).
- Aseo vulvar aséptico, sin abrir los labios mayores.
- Aseo vaginal. La higiene es esencial.

Tratamiento a la persona intervenida quirúrgicamente.
- Posición: plana, sin almohada y con un pequeño almohadón bajo la nuca, piernas cruzadas (facilitar colapso vascular).
- Vigilar: fascies (coloración), pulso, respiración, tensión arterial, periné, todo signo que pueda indicar hemorragia: Palidez extrema, pulso acelerado, respiración acelerada, tensión arterial muy baja, sangrado exagerado debe ser comunicado al superior.

Técnica del aseo vulvar
1.- Chato esterilizado / Guantes estériles.
2.- Extracción con pinzas del vendaje vulvar / Taponamiento.
3.- Enjabonar vulva, periné y región anal con jabón antiséptico y cuata estéril.
4.- Secar de vulva a ano.
5.- Colocación tapón vulvar aséptico.
6.- Vendaje perineal.

Cuidado de las mamas
1.- Limpieza cuidadosa con algodón empapapdo en alcohol glicerinado.
2.- Colocación con pinza estéril de gasa estéril sobre el pecho, y colocación de sujetador o vendaje.
3.- Antes y después de las tetadas, limpieza con algodón estéril con agua tibia.
4.- Después de las tetadas: Pincelación de los pezones con Lanlina y recubrir con gasa estéril.
5.- En caso de grietas dolorosas o mastitis o linfangitis:
- Aplicar vendaje húmedo.
- Limpieza rigurosa aséptica de las manos.
- Desinfección de mama y areola.
- Protección con gasas estériles dobladas.
- Colocación de algodón hidrófilo mojado en agua tibia y escurrido.
- Recubrir con algodón seco.
- Colocar vendaje apretado.

Colocación de la paciente en posición ginecológica
- Se coloca la paciente en la mesa ginecológica.
- Se recoge el camisón hasta el abdomen.
- Se recubre con un paño ginecológico.
- Se colocan los talones en los estribos (ó los gemelos).
- Se levanta la cabeza mediante almohada. (Hacer orinar antes a la paciente). (Invitarle a ir al baño y retirar la braga).

Irrigación vaginal

Se utiliza para:

- Eliminar de la vagina todos los productos normales (flujo, restos de eyaculado, sangrado, ...) patológicos (leucorreas) procedentes de sus paredes (del cuello ó útero).
- Para descongestionar o realizar hemostasia de la vagina, (prurito).
- Previo o por la aplicación de un tratamiento medicamentoso.

Se emplean del orden de 2 litros de líquidos, con una duración de 10-15 minutos.
A poca presión (desnivel de ± 50 cms.).
Permitiéndose un contacto prolongado del líquido con la vagina y por lo tanto del medicamento o el calor:
37-38°C ° Acción sedante.
40°C ° Acción descongestiva y hemostática.

Antisépticos usados:
- Perganmonato potásico: 2 cucharaditas en 2 litros de agua hervida.
- Agua oxigenada: A 12 volúmenes (4 cucharadas en 2 litros de agua hervida.

Otros: Betadine, mercryl.
Recipiente para el líquido: Cavidad mínima: 2 litros esterilizado.
Cánula vaginal de 2 vías o doble circulación / Estéril previo lavado de vulva.

Colocación de un óvulo

Los óvulo son unos conos de glicerina solidificada que contienen productos medicamentosos (antinfecciosa: antibióticos, antifungicas, ...).
Colocar profundamente en la vagina, por la noche al acostarse.
Técnica de colocación:
- Adoptar la postura adecuada.
- Introducción del óvulo.

Vigilancia de las intervenidas

En caso de cesáreas, episiotomías o cualquier intervención quirúrgica durante el parto o previa a una intervención ginecológica (ligadura de trompas, histerectomía,...).

Cuidados preoperatorios:
Común a cualquier intervención:
1.- Raspado de pubis o vulva.
2.- Procurar evacuación total de vejiga y recto, antes de la intervención.
3.- Desinfección total de la zona con armíl (12) y yodo (8).

Cuidados postoperatorios:
Común a cualquier intervención:
- Vigilar hemorragias, retenciones de orina.
- Limpieza aséptica de la vulva después de las micciones.
- Ayudar a movilización temprana de la paciente.

Test de Apgar. Se tienen en cuenta.
- Pulso o Frecuencia cardiaca

- Respiración.
- Tono muscular.
- Coloración de piel y mucosas.

Actuaciones del personal sanitario
- ➤ Durante el parto:
  - Preparación psicofísica de la gestante. Información. Gimnasia prenatal. Respiración prenatal. Fases del parto y su actuación en las mismas.
  - Atención durante el parto: Amniorrexis = Rotura del saco amniótico = Aceleración del parto. Valoración del líquido amniótico. Monotorización cardiográfica interna o externa. Frecuencia cardiaca fetal y sus variaciones respecto a la actividad uterina = Intensidad y duración de las contracciones. Episiotomía = Corte perineal quirúrgico = Evitar desgarros. Cesarea = Extracción fetal vía abdominal por apertura uterina quirúrgica por imposibilidad del parto por vía natural.
- ➤ En el puerperio: desde fin del parto hasta normalización del organismo femenino (6-8 semanas). Hay que vigilar:
  - La contracción uterina.
  - Loquios = Drenaje uterino = Sangre + Restos de decidua placentaria.
  - Menstruación. Reaparece a las 6-8 semanas puede desaparecer varios meses en las mujeres lactantes.
  - Vejiga: es frecuente la existencia de dificultad para la micción. Se resuelve en varios días.
  - Mamas: secreción láctea desencadenada por la prolactina, se mantiene por el reflejo de succión del niño.
  - Aspectos psicológicos: son frecuentes los cambios de humor (y depresiones) postparto (frigidez) por cambios hormonales.

El servicio de pediatría
En este servicio, la higiene es esencial y por ello hay que tener en cuenta::
- - El lactante es susceptible a todo tipo de contaminación.
- - La auxiliar debe gozar de buena salud (debe usar máscara).

La asepsia debe ser rigurosa:
- - Cambios de bata/guantes con frecuencia.
- - Limpieza de manos.
- - Cuidados al preparar la cuna.
- - Atención durante el aseo.
- - Precauciones al colocar los pañales.
- - Vigilancias de la posición del niño.

La higiene en la cuna
Características de la misma:
- Lavable, metálica, fija, base sólida.
- Corredera vertical para bajar las barandas.
- Distancia entre barrotes: 7 - 7,5 cm.

- Provista de colchón. No deben quedar huecos entre colchón y borde de la cuna. Sobre colchón: Hule (evitar los calados), sábanas y mantas.
- Sábana y hule deben cubrir la parte inferior de la almohada.
- Almohada plana.

La posición del bebé:
- Decúbito prono (boca abajo).
- Decúbito lateral derecho.
- Decúbito supino (boca arriba)

Si es capaz de levantarse en la cuna:
- Vigilar: Impedir que se caiga, que se ahogue con nudos, lazos o cintas y los imperdibles, alfileres, cadenas, ... deben ser evitados en los niños.

El aseo diario del recién nacido
- Situarlo sobre un paño limpio encima de la mesilla.
- Desnudarlo.
- Cambiarle de pañal.
- Limpieza de ojos: dos gasas estériles empapadas en agua (38°) tibia (una para cada ojo). Limpiar sin frotar.
- Limpieza de oídos: con bastoncillos de algodón impregnados en agua tibia o suero fisiológico (sin introducir en conducto auditivo): Pabellón auricular, región retroauricular.
- Limpieza de nariz: bastoncillos o gasas impregnados en suero fisiológico.
- Agarrar al recién nacido: brazo izquierdo debajo de cabeza y axila. Brazo derecho.
- Agarrar piernas.
- Colocar suavemente en la bañera (temperatura del agua: igual que la Corporal).
- Mojar con esponja de cambio frecuente.

Técnica de baño:
1°.- Lavado de cuero cabelludo.
Enjabonar cuero cabelludo, enjuagar y secar, evitar que jabón entre en ojos.

2°.- Lavar tórax, brazos, manos, pliegues.

3°.- Lavar abdomen, muslos, piernas, pies y nalgas.

4°.- Lavar genitales y pliegues.
Si es niña: De arriba a abajo.
Jabón neutro, no irritante.

5°.- Secar cuidadosamente / Frotación suave / Pliegues.
Pesarlo / Colocar pañal / Limpieza umbilical con alcohol de 70° y betadine.
6°.- Vestirlo / Cortar uñas / Peinarlo.

Baño diario del lactante
1°.- Preparar material:
- Bañera.

- Agua y temperatura del agua (termómetro).
- Toallas / esponja.
- Pañal.
- Ropa.
- Mascarilla.

2º.- Colocar al niño o niña sobre mesa de lavado.
3º.- Desnudarlo / Inspeccionar la piel.
4º.- Retirar pañal y limpiar deposiciones / Lavar manos (si se tocan deposiciones) con jabón antiséptico.
5º.- Sumergir al niño en la bañera.
6º.- Lavar:
- La cabeza en primer lugar.
- El cuerpo en segundo lugar.
7º.- Sacar al niño, envolverlo, secarlo, vestirlo. Pañal, cremas hidratantes. Cortar / Cepillar uñas. Peinarlo.
8º.- Limpiar, desinfectar material de baño.
9º.- Guardar material de baño.

Limpieza / esterilización de biberones y tetinas, etc....
* Lavar y cepillar con agua, jabón y cepillos.
* Enjuagar.
* Esterilización:
Líquida: Agua hirviendo durante 20 minutos.
Autoclave: 15' a 120°C.
Líquidos o comprimidos esterilizantes.

1- Del material (cuchara, embudo, ...).
Agua hirviendo (ebullición) en recipiente cerrado, durante 10 minutos.
2- De los biberones:
Idem durante 20 minutos.
Autoclave: 10' a 110°C.
3- De tetinas.
Idem de 15 - 20 minutos.
Autoclave: 10 - 15' a 110 - 120°C.
Máxima asepsia y limpieza en la preparación de los biberones.

TEMA 15

LA ACTUACIÓN ANTE DISTINTAS PATOLOGÍAS

Pacientes con insuficiencia cardiaca
➤ Procurar la estabilidad emocional, evitando sobresaltos o disgustos que aceleren la frecuencia cardíaca o suban la tensión arterial.
➤ Mantener al paciente en posición sedentaria (en una cama o una silla) con la finalidad de aliviar el trabajo cardíaco.
➤ Mantener el hábitat del paciente a una temperatura constante o con mínimas variaciones para que no aumente el trabajo cardíaco.
➤ Vigilar que no se agrave la sintomatología inicial del paciente, en cuyo caso se avisará al médico o al enfermero.
➤ Evitar la toma de alimentos precocinados, en conserva y embutidos, por desconocer la cantidad de sal que llevan.
➤ Procurar un ritmo de sueño regular respetando los horarios.

Pacientes con angina de pecho o infarto
➤ Procurar un hábitat tranquilo y confortable, evitando emociones fuertes y sobresaltos.
➤ No realizar ejercicios intensos, procurando una actividad física progresiva.
➤ Evitar tomar alimentos precocinados, embutidos o en conserva por desconocer la cantidad de sal que llevan.
➤ Procurar un ritmo de sueño regular, respetando los horarios.
➤ Intentar no sufrir cambios bruscos de temperatura.

Pacientes con arritmias
➤ Mantener un estilo de vida acorde con el tipo de arritmia, procurando:
➤ Una vida ordenada, sin prisas.
➤ Evitar esfuerzos físicos intensos y emociones fuertes.
➤ Procurar un ritmo de sueño regular.
➤ Evitar comidas copiosas y alimentos y medicamentos estimulantes de la frecuencia cardíaca.

Pacientes con hipertensión arterial
➤ Evitar el sedentarismo, procurando ejercicio físico y moderado.
➤ No realizar comidas copiosas y ricas en colesterol.
➤ Procurar una vida metódica y ordenada.
➤ Eludir situaciones ambientales estresantes.
➤ Evitar fumar.

Pacientes con prótesis dental total o parcial
La mayoría de los ancianos no prestan las medidas higiénicas mínimas que son necesarias para la limpieza de las dentaduras postizas creyendo que son para toda la vida. Nada más lejos de eso. Una dentadura sucia y en malas condiciones es generadora y vehículo transmisor de enfermedades infecciosas en la cavidad bucal.

Se debe insistir en mantener la dentadura limpia y en buenas condiciones. Para ello, indicamos a continuación unas normas mínimas:

- Cepillar la prótesis dental después de cada comida y antes de acostarse. Para ello se utilizará un cepillo de cerdas duras y pasta dental, teniendo en cuenta que algunos dentífricos pueden decolorar las dentaduras fabricadas con material plástico.
- Enjuagar la boca después de cada comida.
- Quitar la dentadura durante la noche y sumergirla en un recipiente tapado que contenga agua con esencia de menta, zumo de limón o algún producto comercial al efecto. El contenido del recipiente debe ser cambiado diariamente.
- Eliminar las incrustaciones y manchas a intervalos regulares (una vez por semana o mayor frecuencia si fuera necesario), sumergiendo la dentadura en vinagre blanco durante toda una noche.

Pacientes con halitosis (mal aliento)
- Mantener una buena higiene dental (cepillado después de cada comida)
- Utilizar un enjuague con agua limonada o agua oxigenada después del cepillado.
- Enjuagues frecuentes con agua tibia.
- Aumentar el consumo de líquidos.
- Administrar bebidas carbónicas sin azúcar en pequeñas dosis y siempre que no exista contraindicación médica.
- Aumentar la humedad ambiental.

Pacientes con hernia de hiato
- Evitar que el anciano se acueste una vez finalizada la toma de alimentos. Deberá esperar al menos una hora para que el estómago se vaya vaciando.
- Levantar la cabecera de la cama unos 15 centímetros.
- Evitar las comidas en la cama a menos que sea imprescindible o el anciano tenga alguna contraindicación médica que le impida salir de la misma. En estos casos se deberá colocar al paciente con la cabecera de la cama levantada unos 15 centímetros.
- Evitar el aumento de la presión intraabdominal sugiriendo el uso de prendas amplias y restringiendo el uso de fajas y corsés.
- Prevenir el estreñimiento.
- Proporcionar varias comidas de poca cantidad. Comer despacio, masticando bien los alimentos para que se forme un buen bolo alimenticio

Pacientes con enfermedad diverticular del colon
- Aplicar bolsas de hielo sobre el abdomen, si el dolor es fuerte, esperando órdenes médicas.
- Administrar dieta rica en fibra y alto contenido en residuos y líquidos por prescripción facultativa y bajo supervisión de enfermería.
- Proporcionar supositorios de glicerina, por orden médica y supervisión de enfermería, cada dos días si no existiera deposición.
- Evitar el uso de enemas muy repetidos para prevenir la irritación del intestino.

- Vigilar una posible deshidratación.
- Pesar cada dos semanas.

Pacientes con hemorroides
- Tener en cuenta las veces que aparece sangre en las heces.
- Proporcionar un flotador para cuando esté sentado.
- Lavar cuidadosamente la zona anal y secar con un paño suave y seco sin restregar.
- Usar inicialmente bolsas de hielo para reducir el edema (de 15 a 20 minutos) y luego hacer baños de asiento para calmar el dolor y favorecer la circulación.
- Evitar tactos rectales que agravan el dolor.
- Prevenir el estreñimiento proporcionando una dieta con bastante líquido, mucha fibra y hacer ejercicio físico.

Pacientes con estreñimiento
- Favorecer el ejercicio físico.
- Aportar suficiente agua.
- Proporcionar una dieta rica en fibras vegetales.
- Sentarlo en el inodoro después del desayuno y el almuerzo.
- Procurar que cuando esté en el aseo siga conservando su intimidad.
- No acelerar al anciano en su deposición.

Pacientes con enfermedades respiratorias
- Vigilar que la eliminación de polvo de la habitación, sala de estar, etc donde se encuentre el anciano sea la correcta, procurando que la eliminación no consista en esparcirlo más. Esto se evita con la utilización de gamuzas húmedas y aspiradora.
- Airear la habitación abriendo ventanas y favoreciendo la penetración de la luz solar.
- Procurar una temperatura y humedad adecuada y constante en el lugar donde se encuentre el anciano. Con ello se evitará que se sequen las secreciones dificultando su eliminación.
- Vigilar la limpieza de las fosas nasales, procurando que estén húmedas y permeables. El aire excesivamente caliente y seco (calefacción muy elevada en invierno) reseca la mucosa nasal, adhiere las secreciones a la misma y dificulta el paso del aire.
- Evitar los atragantamientos en la alimentación.
- En caso de dificultad respiratoria (bronquitis, asma, neumonía, etc), se estimulará al anciano para que realice ejercicios respiratorios y para favorecer la expectoración.
- Realizar cambios posturales.

Pacientes con disfunción sexual
- Realizar una valoración completa, tanto física y sexual como psicosocial.
- Ver qué percepción mantiene el sujeto respecto a su problemática.
- Valorar conjuntamente con el paciente las formas de alcanzar satisfacción sexual, considerando los efectos del problema de salud sobre la disfunción sexual.

- Valorar los métodos alternativos para el normal desarrollo del papel sexual.
- Explorar los patrones de comunicación y relación presentes.
- Aconsejarle la abierta comunicación del paciente con su pareja.

Pacientes con úlceras de presión

Las medidas preventivas para este tipo de pacientes irán encaminadas a:
- Combatir los efectos de la presión.
- Mejorar la circulación sanguínea de la zona comprimida.
- Mantener la higiene y el aseo de la piel
- Proporcionar una alimentación adecuada.
- Mantener una adecuada hidratación.

TEMA 16

POSICIONES DEL ENFERMO EN LA CAMA

Creemos necesario analizar los aspectos que afectan al paciente encamado hospitalizado o en casa.

- Este paciente permanece 24 horas diarias en la cama bajo prescripción médica.
- Sus comidas se hacen en la cama
- Le aseamos en la cama

Además, las diferentes posiciones que puede adoptar en la cama pueden favorecer la evolución de la enfermedad que padecen o pueden resultar contraproducentes. Por esta razón es preciso conocer las prescripciones de cada uno. Durante el examen que realiza el personal médico una postura concreta facilita el reconocimiento, diagnóstico y seguimiento del paciente. El auxiliar de geriatría debe conocer y razonar cada una de las posiciones más frecuentes.

Para evitar ciertas patologías que son la consecuencia directa de encamamiento se realiza el plan de cambios posturales. Cada una de las posturas permitidas para un paciente concreto va a formar el plan de los cambios posturales.

Analicemos cada una de estas posturas:

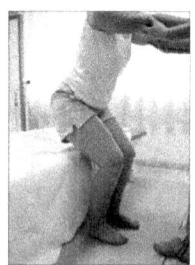

Posición de pie o bipedestación

Cuando el paciente, por consejo médico y con objeto de movilizarle gradualmente, necesite realizar pequeños paseos. Situaciones: después de una operación, enfermedad larga o accidente. El personal auxiliar ayuda al paciente a abandonar la cama dando confianza y sirviendo de sujeción si es preciso durante los primeros pasos del paciente. Procurará que el enfermo no se fatigue y tras el paseo le acompañará a la cama. En los ancianos, muchas veces es necesario insistir para que se levanten, debido a su resistencia. Sin embargo, el riesgo de osteoporosis, de atrofia muscular y de trombosis disminuye si el anciano realiza este ejercicio.

Posición sentada

Se realiza como primera etapa de la movilización del paciente. Le ayudamos a sentarse en el borde de la cama o cambiándole a una silla, sillón o silla de ruedas.

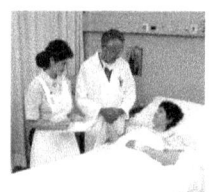

Acostado boca arriba o decúbito supino

Es la posición más frecuente. Suele ser la posición habitual de reposo. El médico explora la parte anterior del tórax y las vísceras del abdomen con el paciente en esta posición. Los pacientes sujetos a la respiración asistida, con conexión a los aspiradores o con tracción de los miembros también pueden requerir esta postura. El enfermo o enferma se haya acostado, con almohada o sin ella y con pies en ángulo recto. A veces se hace necesario mantener esta postura con rodillas de esponja, toallas enrolladas, etc.

La cabeza ladeada evita la posibilidad de que el paciente aspire el vómito hacia el árbol respiratorio y mejora el riego cerebral.

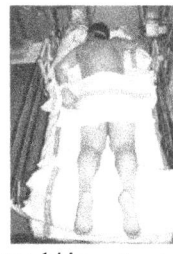

Acostado boca abajo o decúbito prono

La parte anterior del tórax y el abdomen están apoyados sobre la cama, la cabeza está de lado. Los brazos se pueden elevar sobre la cabeza o mantener a lo largo del cuerpo. Esta posición está indicada cuando el médico explora la parte dorsal del cuerpo: región renal, espalda o cuello. También beneficia esta postura a los pacientes en cama o bajo influencia de anestesia. Como muchas otras posturas, ésta también entra a formar parte del plan de cambios posturales y evita escaras en zona de glúteos y talones.

Para el paciente con dificultad respiratoria o con patología cardiaca no se recomienda esta postura por la presión que se ejerce sobre los órganos enfermos. Por esta razón el enfermo de este tipo le pedirá a menudo al auxiliar que le cambie de esta posición a otra.

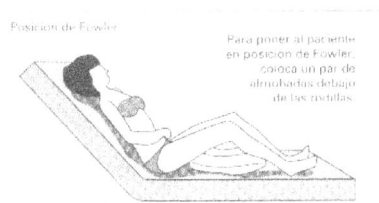

Posición semisentada o de fowler

El paciente está en la cama con unos almohadones o pupitre que mantienen la espalda en ángulo de 45° o de 30° [posición de Fowler alta y baja Bajo las rodillas, ligeramente flexionadas, se coloca un almohadón se existe lesión de rodilla. En otros casos, se debe evitar ya que dificulta la circulación venosa. Se levantan los pies con dos trozos de madera o esponja.

El personal médico explora la cara, la cabeza y el cuello en esta postura [si no está contraindicada]. Colocaremos al enfermo semisentado por su comodidad durante las comidas, para lectura o para conversar con visitas. La postura de Fowler está especialmente indicada en enfermos respiratorios, enfermos cardiacos y para facilitar la colocación de la sonda nasogástrica.

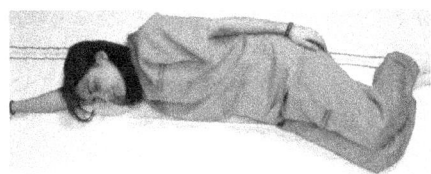

Posición lateral derecha o izquierda

El paciente descansa sobre cualquier lado del cuerpo. Es una posición de descanso alternativa en los enfermos sin contraindicaciones y para prevenir las úlceras por presión. Esta posición disminuye dolores abdominales y es adecuada para la exploración del riñón y vías urinarias. El personal auxiliar aplicará el enema rectal y la medicación rectal [supositorios] en esta postura.

En la posición lateral el cuerpo está apoyado sobre el hombro y el brazo. La pierna inferior está extendida y la otra flexionada delante de la anterior. La espalda se apoya sobre un almohadón y también se coloca un cojín contra el abdomen. Se proporciona un mayor descanso al paciente cuando el brazo acostado va hacia atrás a lo largo de la espalda y el apoyo se realiza con el pecho. Es una variante llamada

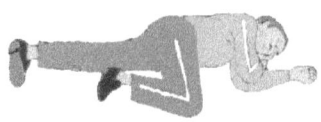

Posición de sims Los accidentados [inconscientes] se colocan en esta posición de seguridad por los riesgos de vómitos.

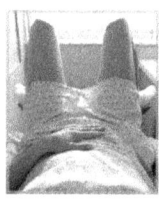

Posición ginecológica

Implica que la pelvis sobresale en el borde y está un poco levantada con los muslos y rodillas flexionadas. Un almohadón levanta la pelvis. En las mujeres sometidas al examen genital, lavados uterinos y durante el parto suelen usarse mesas especiales y soportes adicionales que existen a cada lado de la mesa ginecológica. El rasurado / afeitado de la zona de periné como también la colocación de la sonda urinaria están facilitados en esta posición.

Pposición de trendelenburg

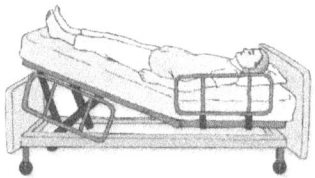

El paciente se encuentra en el decúbito supino, horizontal boca arriba pero la cama está fuertemente inclinada de modo que el paciente tiene los pies y piernas más elevados que tronco y cabeza. Esta inclinación puede alcanzar 45°. Se suele usar la cama articulada para conseguir la postura correcta. Se deben fijar los hombros del paciente para impedir que se tumbe. Se colocará al paciente en esta postura en algunas exploraciones radiológicas y para mejorar el acceso de la sangre al cerebro y corazón en los casos del descenso de la presión sanguínea.

Posición de morestin o antitrendelenburg

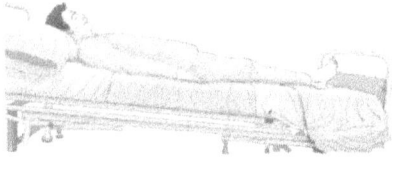

Posición contraria a la anterior. De esta manera evitamos interrupción de la circulación hacia las partes inferiores del cuerpo y en relación con la digestión no existe obstáculo para que el bolo alimenticio avance por peristaltismo hacia el ano.

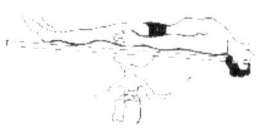

Posición de roser

Es la posición de decúbito supino con el cuello en el borde del extremo superior de la cama y la cabeza colgando. La cara anterior del cuello está estirada. El paciente está ahora en posición que permite intervención quirúrgica como traqueotomía y el manejo de las glándulas tiroides. Lavando el pelo del paciente en esta postura evitamos mojar la cama.

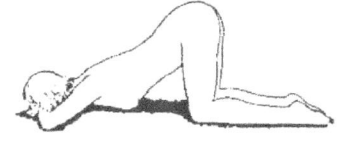

**Posición de genupectoral
o mahometana**

No se incluye en las posiciones habituales ya que se usa solamente para maniobras a nivel de recto: rectoscopia, tacto rectal. El paciente está arrodillado sobre la cama y con el tórax superior apoyado sobre la cama. Las nalgas están prominentes Es importante guardar la intimidad del paciente durante la exploración en esta posición.

TEMA 17

NORMAS DE ADMINISTRACIÓN DE MEDICAMENTOS

Condiciones generales

La administración de medicamentos tiene como propósito aplicar el tratamiento prescrito, proporcionando la terapéutica pautada en dosis, vía y horarios indicados. Debemos tener en cuenta los siguientes puntos antes de describir las normas para la administración de los medicamentos:

✓ Seguir las normas para tomar la medicación exactamente como está prescrita. Comprobar, antes de administrar cualquier medicamento, la filiación, antecedentes alérgicos, nombre del fármaco, dosis, vía de administración, horario y frecuencia del medicamento.

✓ Conocer las compatibilidades y efectos tanto terapéuticos como indeseables del medicamento a administrar.

✓ Tomar la medicación siempre a la misma hora cada día. Será menos eficaz si se olvida una dosis.

✓ No permitir que otras personas tomen la medicación del mismo envase o a la inversa, aunque estén tomando el mismo medicamento.

✓ Si la medición es líquida, se utilizará la medida de la cuchara que trae el envase, que es la dosis exacta, no una cuchara sopera.

✓ Comprobar periódicamente la fecha de caducidad de la etiqueta del medicamento, teniendo en cuenta el tiempo que el medicamento está en perfectas condiciones después de abierto.

✓ Conocer las características de conservación y respetarlas fielmente.

✓ Detectar, valorar y si es preciso avisar de las posibles reacciones adversas, así como de cualquier cambio en cuanto a comportamientos, hábitos alimentarios, etc.

La farmacocinética de un medicamento trata de los aspectos de la administración, absorción, distribución, metabolismo y eliminación del fármaco en el organismo.

En el envejecimiento se va a producir una serie de cambios en la farmacocinética. La administración del fármaco puede ser por diversas vías: intramuscular, intradérmica, subcutánea, intravenosa, oral, rectal, tópica, etc. La más frecuente es la oral y parece ser que en esta vía hay una alteración en la absorción del fármaco debido a las modificaciones que se producen en el tubo digestivo con el envejecimiento: disminución de la motilidad gástrica, del flujo sanguíneo mesentérico, disminución de la acidez gástrica, etc.

El medicamento, una vez absorbido pasa a la sangre en donde puede ir unido a proteínas plasmáticas especialmente a la albúmina o ir en forma libre, y dado que hay una disminución de la albúmina plasmática en el anciano, la fracción libre (que es la forma activa) que es la que puede pasar del plasma a los tejidos, es superior en relación a otras edades y por tanto aumenta la distribución en los tejidos y en lugar de acción. La metabolización del fármaco tiene lugar principalmente en el hígado y parece que hay una disminución en la capacidad de metabolización. La eliminación ocurre principalmente por el riñón, y este sufre con el envejecimiento una disminución de sus funciones.

Consecuencia de todo ello es que existe una mayor saturación del medicamento libre en el plasma y en los tejidos. Estas alteraciones farmacocinéticas requieren una modificación de la dosis, generalmente una reducción, para conseguir una respuesta óptima del medicamento.

Vías de administración
1.- Absorción general
Digestiva:
- Oral.
- Rectal.
- Por sonda nasogástrica.

Parenteral:
- Intradérmica.
- Subcutánea.
- Intramuscular.
- Intravenosa.

2.- Absorción tópica
Respiratoria:
- Instilación.
- Inhalación.
- Nebulización.

Cutáneas:
- Pomadas.
- Lociones.
- Ungüentos.

Oftálmica:
- Gotas.
- Pomadas.

Ótica:
- Gotas.
- Pomadas.

Vaginal:
- Pomadas.
- Óvulos.
- Cremas.
- Tabletas.
- Geles.

Normas para la administración por vía oral
- ✓ Se lavarán las manos.
- ✓ Se prepararán los fármacos de manera individualizada en dosis y horas pautadas y en el momento de la administración, nunca con anterioridad.
- ✓ Evitar la contaminación de los fármacos a través de una correcta manipulación de los mismos, sin devolver al envase la medicación manipulada.

✓ Para facilitar su deglución se ingerirá con un poco de líquido, y en caso de que no esté contraindicado, con puré, batido, etc.

Los fármacos por vía oral pueden presentarse en forma de:
Sólidos:
- Cápsulas: tienen una cubierta entérica, nunca se debe de ingerir su contenido sin ella, pues perdería su efecto.
- Comprimidos: se pueden deshacer para facilitar su ingestión.
- Granulados.
- Grageas: deben ingerirse íntegras, sin deshacer.

Líquidos:
- Soluciones.
- Jarabes.
- Suspensiones.

Si los medicamentos se administran por vía nasogástrica, deberán introducirse en una jeringa triturados (observando las características anteriores) y disueltos en un poco de agua; tras su administración se lavará la sonda con agua limpia introduciendo la suficiente hasta estar seguros de que el medicamento está en el estómago. Los fármacos para administrar por vía cutánea pueden presentarse en forma de: polvo, loción, crema, pomada, pasta, gel y espuma.

La administración de pomadas oculares
➢ En primer lugar se limpiarán los párpados con una solución irrigante.
➢ Después se quitará el tapón del tubo, teniendo cuidado de no contaminar el extremo del aplicador, no dejando que haga contacto con nada.
➢ Apretar el tubo dejando salir un poco de pomada a lo largo de la parte inferior del párpado.
➢ Mantener cerrados los párpados durante uno o dos minutos después de la aplicación para permitir que la medicación se extienda y pueda absorberse.
➢ El paciente puede experimentar visión borrosa durante unos minutos después de la aplicación; esto es normal y se procurará tranquilizarle.
➢ No poner nunca medicación en los ojos si no indica que es de uso oftálmico o para usar en los ojos.
➢ Conocer los efectos adversos o indeseables, detectarlos en caso de que aparezcan y avisar al médico inmediatamente. Entre ellos están: disminución de agudeza visual, visión borrosa persistente, enrojecimiento inusual o irritación al usar el medicamento.

Administración de gotas oftálmicas
➢ Se lavarán las manos minuciosamente antes de proceder a la administración de las gotas oftálmicas.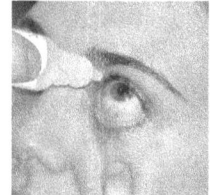
➢ Sostener el frasco hacia la luz y examinarlo junto con la fecha de caducidad. Si la medicación está decolorada o contiene sedimentos se desechará inmediatamente y se repondrá con una nueva. Si está en buenas

condiciones se calentará entre las manos unos minutos hasta que adquiera la temperatura ambiente.
➢ Se limpiarán los ojos de secreciones con una gasa estéril empapada en una solución irrigante, utilizando una gasa diferente para cada ojo con el fin de no contaminar o extender la infección.
➢ Las gotas se pueden aplicar estando la persona de pie, sentada o acostada, en todo caso se le inclinará la cabeza hacia atrás y hacia el ojo que se va a tratar
➢ Se tirará del párpado inferior (nunca del superior) sin ejercer presión innecesaria sobre el ojo y con suavidad.
➢ El cuentagotas se coloca sobre la conjuntiva entre el párpado inferior y el blanco del ojo. Se fijará la mano del auxiliar, poniendo dos dedos contra la mejilla o la nariz de la persona aquejada.
➢ El enfermo debe dirigir la mirada lejos del cuentagotas. Se aplicarán las gotas indicadas en número, en el saco ocular, nunca directamente sobre el globo ocular.
➢ Nunca deben ponerse en contacto la superficie del cuentagotas con la superficie del ojo o con las pestañas.
➢ Se eliminará el exceso de medicación con una gasa limpia.
➢ Tapar la medicación y guardarla en un lugar resguardado de luz y calor excesivos.

Administración de gotas óticas

➢ Se lavarán las manos minuciosamente antes de proceder a la aplicación de las gotas óticas.
➢ Examinar la medicación incluida la fecha de

caducidad. Si está decolorada o presenta sedimentos se desechará inmediatamente.
➢ Calentar la medicación entre las manos durante unos minutos. Agitar el frasco y abrirlo.
➢ Es preferible que para una mejor accesibilidad al oído, el paciente esté acostado del lado contrario al oído afectado.
➢ Coger suavemente la parte superior de la oreja, hacia arriba y hacia atrás, con el fin de enderezar el canal auditivo.
➢ El cuentagotas debe colocarse sobre el oído teniendo cuidado de no tocarlo. Apretar el bulbo del frasco suavemente para que salga el número estricto de gotas prescritas.
➢ El paciente deberá permanecer acostado en la misma posición durante diez minutos con el fin de que el medicamento penetre bien en el oído.
➢ Si lo desea se podrá taponar el oído con un tapón de algodón humedecido en las gotas, nunca con el algodón seco (a no ser que lo indique así el médico) pues éste absorberá las gotas.
➢ Tapar el frasco y guardarlo en un lugar sin luz ni calor excesivos.

Administración de gotas nasales

➢ Antes de utilizar las gotas nasales, se observará el frasco y la fecha de caducidad.

> Las gotas deben caer en la parte posterior de la nariz y no en la garganta, por ello la cabeza estará inclinada hacia atrás mientras que el aplicador deberá estar, en el momento de apretar el bulbo del aplicador, totalmente horizontal

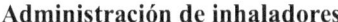

> Respirará a través de la boca para no oler las gotas en los senos ni aspirarlas hacia los pulmones.
> Las gotas nasales se contaminan fácilmente, por lo que no se deberá comprar más envases de los que se usan en un tiempo breve.
> No se compartirá el envase con otras personas.

Administración de inhaladores

Existen en el mercado farmacéutico multitud de inhaladores con diferentes dispositivos para hacer llegar a las vías respiratorias el principio activo, pero lo más importante en cuanto a la efectividad es lo siguiente:
> Hacer las comprobaciones necesarias y prioritarias como la fecha de caducidad, etc.
> Hacer que el paciente sostenga entre sus manos el inhalador (en caso de que no pueda se lo sostendrá la Auxiliar de Ayuda a Domicilio) exhalando todo el aire que pueda.
> Sujetar suavemente su cabeza hacia atrás, colocando la boquilla del inhalador en la boca sellando los labios.
> Inmediatamente, inhalará una sola vez, llenado los pulmones
> Contendrá la respiración durante varios segundos, transcurridos los cuales exhalará todo el aire de los pulmones de nuevo.
> Se repetirá la acción tantas veces como inhalaciones hayan sido prescritas
> Nunca se exhalará el aire a través de la boquilla.

Administración de oxígeno

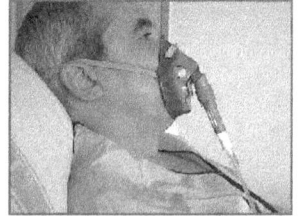

> El material que se necesitará será una mascarilla facial, cánula o sonda nasal, agua templada, caudalímetro, bombona de oxígeno.
> Lavarse minuciosamente las manos e informar al paciente sobre la técnica que se le va a realizar, buscando su colaboración.
> Colocarle en posición cómoda, semisentado si la situación personal lo permite.
> Poner el agua templada en el caudalímetro.
> Conectar el sistema a utilizar, ajustando el caudalímetro a la concentración prescrita y comprobar que el oxígeno fluya adecuadamente.

En el caso de mascarilla facial:

> Utilizar el número de mascarilla adecuado al volumen de oxígeno a administrar. Ajustar la cara del paciente tirando ligeramente de las gomas elásticas y adaptando la tira metálica a la nariz para evitar fugas.

Cánula nasal:

- Insertar los vástagos de la cánula en los orificios nasales. Pasar los tubos por encima y detrás de las orejas y ajustarlos con suavidad por debajo del mentón. A esta cánula también se le denomina "gafas de oxígeno"
- Humedecerle la boca mientras dure la administración del oxígeno.
- Evitar la excesiva presión en los ajustes y proteger los puntos de roce para prevenir las lesiones
- Vigilar que no se quite la mascarilla, cánula, etc.
- Mantener las vías aéreas permeables y limpias cualquiera que sea el sistema de administración.

Administración de medicamentos por vía vaginal

➢ Lavarse las manos cuidadosamente.
➢ Informar de la técnica a utilizar y respetar la intimidad de la paciente.
➢ Pedirle que intente vaciar la vejiga.
➢ Colocarla tendida de espalda, con las rodillas flexionadas.
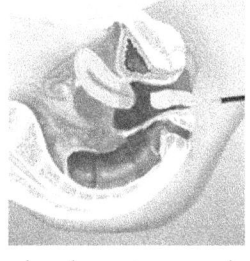
➢ Ponerse los guantes y proceder a lavar el periné, primero por los laterales y por último la zona central. Separar los labios mayores, lubricar el aplicador e introducir el fármaco aproximadamente unos cinco centímetros en vagina.
➢ Colocar una compresa y pedirle que quede tumbada una media hora para evitar la salida del fármaco.

TEMA 18

LAS RELACIONES HUMANAS

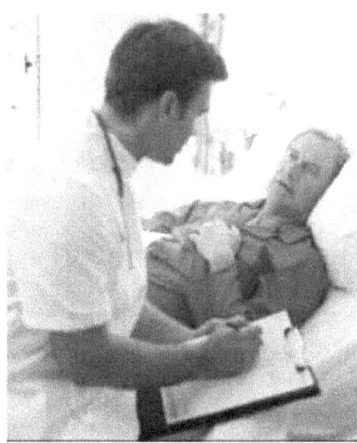

Introducción

Se preguntará usted cuál es el interés de las Relaciones Humanas en el trabajo como auxiliar de Enfermería. La respuesta es bastante sencilla. La profesión a la que aspira es en cierta manera vocacional e indica un interés por los problemas de los demás, por ayudarles en su sufrimiento físico y moral. Usted no va a trabajar únicamente con sus conocimientos técnicos, sino también con su simpatía y con su capacidad de crear un ambiente que de confianza al enfermo, y tampoco podrá sentirse indiferente ante sus problemas individuales.

Ahora bien, para no quedar atrapada/o en una telaraña de solicitudes o endurecerse y prescindir de ellas, no basta con tener un cierto interés por los demás. Antes hay que haber reflexionado y tomado conciencia de que las enfermedades no son agradables, de que nuestra buena fe puede poco contra ellas y de que quizás sea difícil mantener nuestro equilibrio personal en un ambiente a veces enrarecido. Debemos profundizar en nosotros mismos para después poder acoger técnica y humanamente al paciente que llegue a la clínica, al hospital o a la consulta.

En este tema, pretendemos entrar en todos los aspectos de las Relaciones Humanas que comportan la labor de Auxiliar de clínica, así como en las leyes que básicamente configuran el comportamiento de un grupo de personas para comprenderlo mejor y lograr una mayor objetividad y eficacia en nuestros contactos con ello y en nuestra propia adaptación al grupo.

Queremos insistir sin embargo en que: El tema de la Relaciones Humanas interesa tanto estudiarlo como vivirlo. Por esta razón, no hemos querido darles muchos datos que tengan que recordar exactamente. Hemos preferido que estos conocimientos le sirvan para pensar en lo que es una enfermedad y en su propia forma de ser. Únicamente si usted se siente parte activa del texto, le va a ser de utilidad. Lo importante es que cuando esté trabajando como auxiliar esté preparada/o para enfrentarse a nuevos problemas y a encontrar, por sí misma/o, las soluciones.

Finalmente, solo queremos señalar que en todas las actuaciones problemáticas que le vamos a presentar, cabe siempre vertientes muy gratificadoras y que compensan las dificultades. Por encima de todo, el comprobar que nuestro trabajo resulta útil al enfermo que recibimos y el darnos cuenta de que abriéndonos a los demás y a la problemática que les envuelve, llegamos a comprender mejor el sentido de la auténtica asistencia sanitaria y también nuestro propio modo de ser

¿Enfermedad o enfermo?
Los adelantos tecnológicos han contribuido últimamente a la mejor compresión y tratamiento de las enfermedades y el cúmulo de conocimientos que forman parte de la ciencia médica se ha transformado en algo imposible de abarcar en su totalidad por una sola persona; así han surgido las especialidades y los especialistas. Este proceso científico que lleva a la especialización, provoca que el médico especialista centralice su atención sobre determinados aspectos que constituyen su materia de estudio.

Por ejemplo el gastroenterólogo atenderá a personas con trastornos gástricos o hepáticos, atenderá estómagos o hígados que presentan alguna alteración que pretenderá determinar (diagnosticar) y corregir.

Las mejores posibilidades terapéuticas que de esto se deducen son relativas, ya que todo este adelanto conlleva una pérdida de interés por la persona enferma. El médico ya no atiende a una persona sino a un hígado enfermo. **Se sustituye como objeto de atención al ser humano por el órgano.**

El ser humano es una unidad, aunque su vida se manifiesta en tres áreas distintas; el cuerpo, la mente y la sociedad; por eso cualquier desequilibrio que se produce, en cualquiera de las áreas, va a repercutir sobre las otras y a su vez estas van a influir en la evolución de ese desequilibrio.

La enfermedad afecta a toda esa unidad
De lo dicho anteriormente se desprende que lo que habitualmente se entiende por enfermedad y sobre la cual tienden a actuar los métodos terapéuticos es sólo una porción o sector del verdadero desequilibrio, que ha desbordado su lugar de origen.

Supongamos que una persona comienza a sentir molestias en el estómago, a las que no da importancia; piensa que la comida le sentó mal. Pero esas molestias se prolongan unos días, y la persona comienza atemorizarse, detecta que hay algo en su organismo que no funciona bien, pero no sabe que es.

Imagina que puede ser una úlcera, que puede no ser nada, que puede ser cáncer...

Imagina que tomará pastillas y se le pasará, o quizás le tenga que operar; que en un año se pueda morir, etc. etc.

Vemos pues que aparecen una serie de fantasías de enfermedad y a su lado una serie de fantasías de curación; estas fantasías, que todos tenemos, dependen de la información recibida, de la cultura de cada uno y de la historia individual y pueden influir sobre el proceso terapéutico.

La necesidad de ayuda

La incapacidad de precisar su dolencia, de comprenderla y de atenderla, lo llevan a consultar a otras personas que él reconoce como capaces de ayudarlo. En esta determinación está implícito un reconocimiento, una aceptación de su enfermedad. Pero nos encontramos con que no todo el mundo reacciona de la misma manera, que hay quien necesita llegar a vomitar sangre para decirse a consultar....

¿Qué factores influyen en esta aceptación de la cualidad de enfermo?

Toda persona que comienza a sentirse enferma, precisamente por eso, pierde parte de sus condiciones de autonomía; antes no necesitaba de nadie, y ahora pasa a sentir necesidad de ser ayudada para aliviar su padecer y recuperar su estado anterior de salud.

La molestia que sentía en el estómago, ya se transformó en miedo a la muerte, en la posibilidad de tener que abandonar por un tiempo su trabajo, en el riesgo de no poder satisfacer las necesidades de su familia, en posibles trastornos económicos.

Los primeros síntomas que siente se unen a otras circunstancias que condicionan su estado y por lo tanto gravitan sobre la decisión de aceptar su enfermedad.

La enfermedad condiciona su estado decisivo

Estas dificultades de orden social junto con el padecer físico y lo que podríamos llamar síntomas mentales (miedo a la muerte, a la desprotección, a la invalidez, etc.) condicionan un estado mental, llamado regresivo.
La persona que acepta su enfermedad, accede a colocarse en una situación de dependencia de otros; otros se encargarán de su cuidado, su alimentación, hasta posiblemente de su aseo. La dependencia se manifiesta también en la vida afectiva, cuando enfermamos necesitamos sentirnos queridos por los demás.

La enfermedad trasciende al enfermo

Llegados a este punto, vemos que la enfermedad deja de ser un problema único del enfermo y se transforma en un problema de familia, en una enfermedad de la familia, de su lugar de trabajo, de sus amigos, de su médico.

El adelanto científico no sólo ha contribuido a que el médico se alejara de la verdadera noción de enfermedad, sustituyendo al ser humano con toda su problemática de enfermo por un órgano, sino que también ha afectado a todos los que podemos enfermar.

La consecuencia es que el temor a la enfermedad y a las posibles complicaciones e implicaciones de orden psicológico y social se incrementa sobremanera al no existir una estructura preparada para contemplar y atender todas estas complicaciones e implicaciones anexas a la enfermedad en sí.

La institución sanitaria

Hasta aquí, hemos hablado de la enfermedad y del enfermo como una unidad y separándolo de la institución sanitaria, para que Vd. se dé cuenta de los estados emocionales del enfermo y de la gran importancia que tienen éstos para su pronta recuperación o no.

Si antes hablábamos de la regresión y de la ansiedad del enfermo en general, el enfermo hospitalizado aumentará posiblemente sus estados de ansiedad. El/la auxiliar deberá tener muy en cuenta la psicología del enfermo, se siente solo, no sabe lo que tiene y por si fuera poco, no sabe lo que le van a hacer, ni el tratamiento que tendrá que seguir. La institución sanitaria, muchas veces traumatiza más al enfermo y es precisamente el equipo asistencial, desde el médico a la auxiliar, el que deberá tranquilizarlo.

Queremos ahora que reflexione sobre el enfermo y la enfermedad, y aún más, que piense en el derecho que tiene cada persona de alcanzar la salud, tanto a nivel psíquico como físico.

Relación y trato con el enfermo

Una persona enferma es distinta en su conducta a una persona sana, es más sensible, siente la soledad, tiene aprensión y todo ello le confiere una personalidad característica. La soledad generalmente suelen sentirla los enfermos, no sólo en el primer contacto con el hospital, sino también en diversos momentos durante su enfermedad. El enfermo se siente solo, se irrita y en este estado parece que siente más el dolor, se deprime e incluso puede llegar a la desesperación. El enfermo, en estas condiciones, puede llegar a convertirse en un paciente difícil, exigente e irritable, e incluso puede llegar a rechazar el tratamiento.

Ante un enfermo difícil, es conveniente que la auxiliar pase, con la mayor frecuencia que le sea posible por su habitación, le pregunte, le distraiga y que establezca una **comunicación** con el enfermo.

El trato, no sólo con el enfermo difícil, si no, con todos, los enfermos, debe ser **amable,** dejando que el enfermo comunique sus dudas y sus temores, la auxiliar debe comprender y así se lo hará notar al paciente, y con mucho **tacto** intentará animar y disipar las dudas que éste tenga.

Si en vez de esto, la auxiliar rehúye al enfermo, porque no le simpatiza, o es un pesado, o le desagrada, el enfermo lo nota y puede traer malas consecuencias para la buena evolución de su enfermedad.

El/la auxiliar debe estimular al enfermo para que se interese por algún pequeño medio de diversión que tenga el departamento: televisión, lectura, visitando algún otro enfermo de la planta, etc. algo que sea útil y al mismo tiempo le distraiga.

Muchas veces, el enfermo no manifestará de una forma abierta su temor o su ansiedad, pero habrá unos signos que la auxiliar podrá detectar, aparece inquieto, el rostro tenso, las manos frías y húmedas. En este momento debe acercarse a él, hablarle y hacer que se confíe, que explique la causa de su miedo y procurar ayudarle a vencerlo.

Por tanto, debe usted tener en cuenta que debe tratar y relacionarse con el enfermo por medio de:
- La comunicación.
- La compresión.
- La amabilidad.
- El tacto.

Relación y trato con los familiares
Con los familiares, la auxiliar debe establecer un trato cordial y amable. No debe comentar con ellos el estado del paciente, si quieren alguna aclaración al respecto deben hablar con el médico.

Los familiares muchas veces, llevan alimentos al paciente, la auxiliar deberá cuidar este detalle y comunicarlo a la enfermera, existen muchas enfermedades que siguen una evolución favorable, siempre y cuando se siga una dieta adecuada.

No vale la pena extendernos más en este punto, el/la auxiliar debe centrar todo su interés en el enfermo y ganárselo lo antes posible.

TEMA 19

LOS CUIDADOS PALIATIVOS

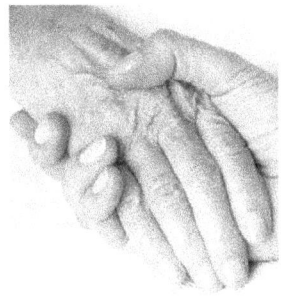

Introducción
En las últimas décadas estamos asistiendo el aumento gradual de la prevalencia de algunas enfermedades crónicas, junto al envejecimiento progresivo de nuestra población. Los avances conseguidos en el tratamiento específico del CANCER, han permitido un aumento significativo de la supervivencia y calidad de vida de estos enfermos.

La mejora de la atención de enfermos en fase avanzada y terminal es uno de los retos que tiene planteados la Sanidad. Las medidas para llevarlo a cabo deben incluir:

- La implementación de recursos específicos.
- La mejora de la atención en los recursos ya existentes (atención primaria, Hospitales generales y Centros de larga estancia).
- La formación de profesionales.
- La educación de la sociedad y su participación a través del voluntariado.

La facilitación del uso de analgésicos opioides es también vital para una mejora de la atención, y una medida que recomiendan unánimemente todos los expertos y la Organización Mundial de la Salud.

Definición de enfermedad terminal
En la situación de enfermedad terminal concurren una serie de características que son importantes no sólo para definirla, sino también para establecer adecuadamente la terapéutica.

Los elementos fundamentales son:
1. Presencia de una enfermedad avanzada, progresiva, incurable.
2. Falta de posibilidades razonables de respuesta al tratamiento específico.
3. Presencia de numerosos problemas o síntomas intensos, múltiples, multifactoriales y cambiantes.
4. Gran impacto emocional en paciente, familia y equipo terapéutico, muy relacionado con la presencia, explícita o no, de la muerte.
5. Pronóstico de vida inferior a 6 meses.

Esta situación compleja produce una gran demanda de atención y de soporte, a los que debemos responder adecuadamente.

El CANCER, SIDA, enfermedades de motoneurona, insuficiencia específica orgánica (renal, cardiaca, hepática, etc.), cumplen estas características, en mayor o menor medida, en las etapas finales de la enfermedad. Clásicamente la atención del enfermo de cáncer en fase terminal ha constituido la razón de ser de los Cuidados Paliativos.

Es FUNDAMENTAL no etiquetar de enfermo terminal a un paciente potencialmente curable.

Objetivos y bases de la terapéutica

Objetivo de confort
Tomando como referencia las fases evolutivas de la historia natural de una buena parte de tumores, podemos definir los métodos y objetivos terapéuticos para cada una de ellas; el tratamiento paliativo desarrolla un papel más predominante conforme la enfermedad avanza.

Los tratamientos curativos y paliativos no son mutuamente excluyentes, sino que son una cuestión de énfasis. Así, aplicaremos gradualmente un mayor número y proporción de medidas paliativas cuando avanza la enfermedad y el paciente deja de responder al tratamiento específico. En algunos tipos de cáncer esto sucede antes que en otros (por ejemplo, cáncer escamoso de pulmón en comparación con algunos tumores hematológicos).

En el momento de agotamiento de tratamiento específico, una vez agotados de forma razonable aquellos que se disponen, entramos por tanto en una situación de progresión de enfermedad, dirigiéndose los objetivos terapéuticos a la promoción del confort del enfermo y su familia. El único papel del tratamiento específico será pues ayudar en este sentido; por ejemplo, la radioterapia en las metástasis óseas.

Bases de la terapéutica
Las bases de la terapéutica en pacientes terminales serán:

1. Atención integral, que tenga en cuenta los aspectos físicos, emocionales, sociales y espirituales. Forzosamente se trata de una atención individualizada y continuada.

2. El enfermo y la familia son la unidad a tratar. La familia es el núcleo fundamental del apoyo al enfermo, adquiriendo una relevancia especial en la atención domiciliaria. La familia requiere medidas específicas de ayuda y educación.

3. La promoción de la autonomía y la dignidad al enfermo tienen que regir en las decisiones terapéuticas. Este principio sólo será posible si se elaboran "con" el enfermo los objetivos terapéuticos.

4. Concepción terapéutica activa, incorporando una actitud rehabilitadora y activa que nos lleve a superar el "no hay nada más que hacer". Nada más lejos de la realidad y que demuestra un desconocimiento y actitud negativa ante esta situación.

5. Importancia del "ambiente". Una "atmósfera" de respeto, confort, soporte y comunicación influyen de manera decisiva en el control de síntomas.
La creación de este ambiente depende de las actitudes de los profesionales sanitarios y de la familia, así como de medidas organizativas que den seguridad y promocionen la comodidad del enfermo.

Instrumentos básicos
La calidad de vida y confort de nuestros pacientes antes de su muerte pueden ser mejoradas considerablemente mediante la aplicación de los conocimientos actuales de los Cuidados Paliativos, cuyos instrumentos básicos son:

1. Control de síntomas: saber reconocer, evaluar y tratar adecuadamente los numerosos síntomas que aparecen y que inciden directamente sobre el bienestar de los pacientes. Mientras algunos se podrán controlar (dolor, disnea, etc.), en otros será preciso promocionar la adaptación del enfermo a los mismos (debilidad, anorexia, etc.).

2. Apoyo emocional y comunicación con el enfermo, familia y equipo terapéutico, estableciendo una relación franca y honesta.

3. Cambios en la organización, que permitan el trabajo interdisciplinar y una adaptación flexible a los objetivos cambiantes de los enfermos.

4. Equipo interdisciplinar, ya que es muy difícil plantear los Cuidados Paliativos sin un trabajo en equipo que disponga de espacios y tiempos específicos para ello, con formación específica y apoyo adicional. Es importante disponer de conocimientos y habilidades en cada uno de estos apartados, que constituyen verdaderas disciplinas científicas. Es requisito indispensable el adoptar una actitud adecuada ante esta situación, a menudo límite para el propio enfermo, familia y equipo terapéutico.

Principios generales de control de síntomas
a) Evaluar antes de tratar, en el sentido de evitar atribuir los síntomas sólo al hecho de tener el cáncer y preguntarse el mecanismo fisiopatológico concreto (Ej.: diseña por infiltración del parenquima, y/o derrame pleural y/o anemia, etc.). Además de la causa, debemos evaluar la intensidad, impacto físico y emocional y factores que provoquen o aumenten cada síntoma.

b) Explicar las causas de estos síntomas en términos que el paciente pueda comprender, así como las medidas terapéuticas a aplicar. No debemos olvidar que el enfermo está preocupado y quiere saber por qué tiene los síntomas. Explicar, asimismo, la etiología de los síntomas y la estrategia terapéutica a la familia.

c) La estrategia terapéutica a aplicar siempre será mixta, general de la situación de enfermedad terminal y específica para cada síntoma que comprende a su vez medidas farmacológicas y no farmacológicas. Además deben fijarse los plazos para conseguir los objetivos y contemplar la prevención de nuevos síntomas o situaciones que puedan aparecer.

d) Monitorización de los síntomas mediante el uso de instrumentos de medida estandarizados (escalas de puntuación o escalas analógicas) y esquemas de registro adecuados (esquema corporal del dolor, tablas de síntomas...). La correcta monitorización nos ayudará a clarificar los objetivos, sistematizar el seguimiento, y mejorar nuestro trabajo al poder comparar nuestros resultados. Requerirá la validación previa por el equipo del instrumento de medida.

e) Atención a los detalles para optimizar el grado de control de los síntomas y minimizar los efectos secundarios adversos de las medidas terapéuticas que se aplican. Actitudes y conductos adecuados por parte del equipo (escucha, risa, terapia ocupacional, contacto físico, etc.), contribuyen no sólo a disminuir la sensación de abandono e impotencia del paciente, sino que además elevan el umbral de percepción del dolor por parte del Paciente.

La rigurosidad y minuciosidad de la actuación profesional tendrá una traducción clínica evidente en los pacientes sobre su nivel de confort, siendo necesario conjuntar una gran experiencia clínica en el manejo de estos pacientes con un alto nivel de sentido común a la hora de tomar decisiones, evitando aquellas medidas de diagnóstico que no vayan a alterar nuestra estrategia de forma notable, así como no retrasando el tratamiento por el hecho de no disponerlas.
Es imprescindible que el equipo terapéutico completo elabore, asuma, practique y evalúe los objetivos terapéuticos en cada síntoma y en especial en el caso del dolor.

Analgésicos, principios generales
Cuando el enfermo dice que le duele, quiere decir que le duele. Es decir, que lo primero que tenemos que hacer es creer al enfermo. Con demasiada frecuencia infravaloramos el dolor que el enfermo refiere. Recuerde que nosotros no estamos para juzgar al enfermo sino para aliviarle.

El uso de los analgésicos, debe formar parte de un control multimodal del dolor. Aunque los analgésicos son el eje del tratamiento del dolor en los enfermos de cáncer, siempre deben ser administrados dentro del contexto de "cuidados globales", de "atención integral" al enfermo, prestando mucha atención a las necesidades psicológicas del paciente, escucharle y hablarle (la morfina enviada por correo no es tan efectiva). Su uso debe ser simple.

Los tres analgésicos de base, son la aspirina, la codeína y la morfina. Los otros son alternativas con los que, sin embargo, se debe tener familiaridad. Es mejor conocer bien pocos fármacos, que tener un conocimiento superficial de todos los disponibles. Se puede, y con frecuencia se debe, mezclar analgésicos periféricos (aspirina) con analgésicos centrales (opioides).

Actúan por mecanismos de acción diferentes y potencian sus efectos analgésicos. No se debe, sin embargo, mezclar nunca dos analgésicos opioides. Algunos son compatibles entre sí (por ejemplo, codeína y morfina). Sin embargo, es farmacológicamente absurdo utilizarlos juntos. No tiene ningún sentido y hace difícil su dosificación.

Pero es que en muchas ocasiones son incompatibles entre sí (por ejemplo, morfina y pentazocina, morfina y bupremorfina), anulando uno el efecto del otro. Por eso lo mejor es no mezclarlos nunca. Las dosis serán reguladas individualmente.

Son tantos los factores capaces de modificar el umbral de dolor en este tipo de pacientes, que con frecuencia las dosis varían mucho de un paciente a otro. En otros tipos de dolor (por ejemplo, en el dolor postoperatorio), las dosis necesarias son muy similares y se puede hacer un promedio. Sin embargo, en el enfermo de cáncer hay que regularlas de forma individualizada. Generalmente son necesarios fármacos coadyuvantes.

Cuando se utilizan opioides, casi siempre hay que asociar laxantes, y los primemos días, con mucha frecuencia, antieméticos. A veces hay que valorar el alivio que se obtiene y los efectos colaterales que puedan aparecer.
Podemos, por ejemplo, tener a un enfermo sin dolor en reposo. Si le aumentamos la dosis de morfina para intentar que pueda levantarse de la cama, quizá aparezca una somnolencia excesiva. Piénsese que en el alivio del dolor del cáncer no rige la ley "del todo o nada" y que a veces hay que llegar a un compromiso y conformarnos con controlar el 80 ó 90 % del dolor.

No todos los dolores son aliviados por los opioides u otros analgésicos. El dolor más característico en que los analgésicos propiamente dichos son inefectivos, es el dolor neuropático o por desaferenciación en el que hay un daño o lesión de un nervio. Los fármacos psicotropos no deben usarse por rutina. El mejor psicofármaco es un buen equipo de Cuidados Paliativos.

Es comprensible que una persona mortalmente enferma presente un desajuste emocional. Muchas veces, esta situación mejorará cuando el paciente vea que un Equipo de profesionales se empieza a preocupar por él. Solamente si persiste el cuadro y se diagnostica una auténtica depresión, se instaurará el tratamiento farmacológico adecuado.

Lo mismo hay que decir de un cuadro de ansiedad cuando persiste después de varios días con el dolor controlado. El insomnio debe ser tratado enérgicamente. El primer objetivo debe ser el de una noche sin dolor. Los síntomas empeoran durante la noche en que el enfermo está solo con su dolor y su ansiedad. El cansancio que provoca no haber dormido disminuye considerablemente el umbral del dolor, haciendo a su vez más difícil conciliar el sueño. Debe ser un objetivo inmediato romper ese círculo vicioso.

La potencia del analgésico la determinará la intensidad del dolor, y nunca la supervivencia prevista. Es inhumano esperar al final para aliviarle el dolor. No hay ningún motivo para retrasar el comienzo con los analgésicos potentes.

Cuando los analgésicos periféricos (aspirina) o los opioides débiles (codeína) no consiguen aliviar al enfermo, se debe comenzar inmediatamente a utilizar la morfina. Mucha gente, sanitarios incluidos, tienen la falsa creencia de que al final la morfina ya no será efectiva y por eso retrasan su utilización. Este analgésico no tiene "efecto techo", por lo cual se puede aumentar la dosis casi indefinidamente y seguirá siendo efectiva. No utilizar habitualmente preparados compuestos.

Existen en el mercado preparaciones con varios analgésicos juntos. Esto puede servir para otros tipos de dolor más pasajero o cuando el médico no sabe la etiología del dolor en cuestión. En el paciente de cáncer, se debe identificar muy bien el tipo de dolor y suministrar el analgésico preciso Siempre que sea posible, usar la vía oral.

En un dolor agudo, no importa utilizar la vía parenteral. En el caso del enfermo de cáncer puede necesitar analgésicos durante meses. Las pastillas duelen menos que las inyecciones. Además, no es necesaria una tercera persona para suministrar la medicación, con lo que aumenta la autonomía del enfermo y su calidad de vida. Recientes estadísticas demuestran que el 90% de los casos se pueden controlar con analgésicos por vía oral.

El paciente oncológico terminal no tiene masa muscular, debido a la caquexia, y tampoco tiene venas ya que casi siempre se han esclerosado por la quimioterapia. Por eso, cuando se requiere la administración parenteral, es muy útil recurrir a la vía subcutánea. Los analgésicos deben suministrarse a horas fijas. Prescribir los analgésicos "a demanda" o "si hay dolor" a un enfermo de cáncer, es sencillamente inapropiado.

Una vez pasado el efecto de un analgésico, el dolor reaparecerá con toda seguridad obligando al enfermo a solicitar una nueva dosis. De esta manera, al reaparecer el dolor, el paciente se desmoraliza y pierde fe en el Médico, además de necesitarse una dosis mayor del medicamento para controlar el dolor una vez que ha reaparecido.

El intervalo entre las dosis dependerá de la vida media del analgésico en cuestión. Hay que explicárselo muy bien al enfermo y familiares, ya que al principio les cuesta trabajo aceptar que haya que tomar calmantes sin tener dolor. A veces es necesario ingresar al enfermo para controlar su dolor.

Las indicaciones pueden ser las siguientes:
- ✓ Cuando, sencillamente, un episodio de dolor no se puede controlar de forma ambulatoria.
- ✓ Cuando el paciente necesita un cambio de ambiente.
- ✓ Cuando el régimen terapéutico se ha hecho muy complejo y la familia no es capaz de suministrar la medicación de forma conveniente.

Jamás usar un placebo. Tanto clínica como éticamente es inaceptable. Es sabido que el efecto placebo puede funcionar durante un período corto de tiempo, pero no hay ningún motivo que justifique su aplicación en el enfermo de cáncer avanzado para sustituir a los analgésicos. Algún sanitario podría interpretar mal esta reacción al placebo pensando que el enfermo mentía al quejarse del dolor.

Prejuicios sobre el uso de la morfina

Muchos, la mayoría de los enfermos de cáncer, sufren dolor de diversa intensidad porque no se les suministran los analgésicos que precisan, tanto cualitativamente como cuantitativamente. Ello se debe en gran medida a que tanto los sanitarios como la población general, tienen una serie de prejuicios acerca de los analgésicos opioides, de forma que no se utilizan o se utilizan de forma inadecuada e insuficiente. A continuación se enumeran algunos de los más frecuentes.

"La morfina es peligrosa porque causa depresión respiratoria"

Ante esta afirmación hay que decir que es extremadamente raro que la morfina oral provoque una depresión respiratoria cuando se utiliza para neutralizar el dolor provocado por el cáncer. Piénsese que el dolor es un potente antagonista de la depresión respiratoria provocada por los narcóticos. Por este motivo debemos tener precaución cuando un enfermo está recibiendo morfina para controlar su dolor y se decide realizar alguna técnica antiálgica específica, por ejemplo un bloqueo nervioso neurolítico. Al desaparecer el dolor por el bloqueo, debemos disminuir la dosis de morfina.

La morfina no es peligrosa si se ajusta la dosis enfermo por enfermo, de forma individualizada y con la seguridad de que el dolor que estamos tratando es sensible a este analgésico. La morfina por vía oral es inefectiva
Desde hace años, miles de enfermos de cáncer han controlado su dolor por medio de Morfina oral en las instituciones inglesas llamadas "Hospice" y su uso se está extendiendo a otros muchos países.

Bien es verdad que la morfina por vía oral se absorbe mal. Por eso hay que dar del doble al triple de la cantidad que se usaría por vía parenteral. Desconocer este extremo hace que algunas enfermeras se asusten cuando ven que a un enfermo se le pautan 200 ó 300 mg de morfina cada 4 horas.

"La morfina provoca euforia"

Generalmente se confunde la euforia con la sensación de bienestar que experimenta el enfermo al ser aliviado de su dolor. Sucede que el enfermo estaba disfórico como consecuencia de su dolor y ahora le vemos en paz y más optimista. Esta creencia se deriva en parte de las obras literarias de escritores que consumían opio o sus derivados, como Quincy y Cobridge y de los estudios clínicos llevados a cabo con drogodependientes. Ninguna de estas circunstancias son aplicables a los enfermos que consumen morfina para controlar su dolor.

"La morfina provoca acostumbramiento"

A este fenómeno actualmente se le denomina farmacodependencia y la OMS lo define así: "Un estado psíquico y a veces también físico, que resulta de la interacción de un organismo vivo y de un fármaco, caracterizado por reacciones comportamentales y de otro tipo que incluyen siempre una pulsión a ingerir el fármaco de manera continua y periódica para experimentar el efecto psíquico y/o evitar el sufrimiento causado por su ausencia. Puede o no haber tolerancia". Con arreglo a esta definición, el Comité de Expertos en Drogodependencia de la OMS, no ha comunicado ningún caso de drogodependencia yatrógena en enfermos de cáncer.

La experiencia diaria lo demuestra cuando, a un enfermo que ya no precisa la morfina se le suprime sin ningún problema (con la precaución de hacerlo progresivamente si la tomaba desde más de 3 ó 4 semanas). Sin embargo, hay que tener precaución con los pacientes que tienen antecedentes de abuso de fármacos. Con estos pacientes se corre el riesgo de infravalorar el dolor y no suministrarle las dosis suficientes ("es un drogadicto"), o por el contrario, no tener en cuenta su situación y suministrárselo en exceso.

"La tolerancia a la morfina se desarrolla rápidamente"
Aunque, en efecto, se produce el fenómeno de tolerancia, cuanto más largo es el tratamiento con morfina, menos importante es el fenómeno. Por este motivo muchos Médicos tienen el miedo infundado de que a largo plazo la morfina no será efectiva. La mayoría de las veces en que la dosis de morfina debe ser aumentada de forma importante, se debe al progresivo crecimiento del tumor. Este hecho provoca un aumento del dolor que, lógicamente, requiere un aumento de las dosis de analgésicos. Si a un paciente de cáncer le han prescrito morfina, quiere decir que está muriéndose

Desafortunadamente, esta observación es con frecuencia cierta, en el contexto en que está formulada. Con demasiada frecuencia, al enfermo sólo se le concede el beneficio de un analgésico potente cuando está moribundo. En tales circunstancias, el uso de la morfina (generalmente por vía parenteral), parece precipitar la muerte del enfermo, ya agotado y desmoralizado.

"Si el paciente tiene morfina en casa, se la robarán"
Hasta el momento no se ha comunicado ni un solo caso en este sentido. Siempre que se habla de la morfina, pensamos en el submundo de la droga asociada a la delincuencia. Este mundillo está muy lejos de un hogar anónimo donde un enfermo de cáncer tiene un frasquito con solución de morfina.

"El paciente usará la morfina para suicidarse"
El suicidio entre los enfermos de cáncer, no es más frecuente que en la población general. De todas maneras, cuando un enfermo de cáncer decide quitarse la vida, utiliza otros métodos. No se ha comunicado ningún caso de alguien que haya utilizado la solución de morfina con este fin.

"Es una especie de muerto que vive"
En realidad, quienes están condenados a ser "una especie de muerto que vive", son aquellos enfermos a quienes no se les suministran los analgésicos adecuados. El uso correcto de la morfina, si no es demorado hasta que sea un moribundo, le permite vivir una vida más normal de cuanto sería posible de otra manera. Una visita a cualquier Unidad de Cuidados Paliativos demuestra la verdad de esta afirmación.

Tratamiento del dolor

De los enfermos con cáncer avanzado, el 60-80 % tienen dolor de moderado a severo. La mayor frecuencia la presentan los cánceres óseos y la menor las leucemias. La prevalencia del dolor aumenta a medida que progresa la enfermedad y éste va a ser uno de los factores que más afecte a la calidad de vida del paciente.

Actuación con el paciente

Se define una escalera de analgésicos según su potencia progresivamente mayor. En primer lugar se le prescriben al paciente los analgésicos del primer escalón (aspirina). Si no mejora, se pasará a los analgésicos del segundo escalón (CODEINA o DIHIDROCODEINA), combinados con los del primer escalón más algún coadyuvante si es necesario. Si no mejora el paciente, se pasará a los opioides potentes (MORFINA), combinados con los del primer escalón (ASPIRINA), más algún coadyuvante si es necesario.

Escalera Analgésica de la OMS

		Opioides potentes (Morfina) +/- Coanalgésicos
	Opioides débiles (Codeína, Dihidrocodeína) +/- Coanalgésicos	
Analgésicos periféricos (Paracetamol, AAS,AINES) +/- Coanalgésicos		

¡IMPORTANTE!

No mezclar nunca los opioides débiles (CODEINA), con los opioides potentes (MORFINA), ni tampoco los opioides potentes entre sí.

Escalera analgésica

Primer escalón. Analgésicos periféricos:
- Aspirina.
  Actúa mediante la inhibición de la síntesis de prostaglandinas. Su vida media es de 3 a 6 horas. Es muy efectiva en los dolores óseos.
  Efectos secundarios: Irritación gástrica. Dolor epigástrico. Hipoacusia. Prurito.
  Dosis máxima: 500 - 1000 mg cada 4 horas.
- Paracetamol.
  No tiene actividad antiinflamatoria. Es la alternativa cuando no se puede usar por alguna causa la aspirina. Su vida media es de 3 a 4 horas.
  Dosis máxima: 1000 mg cada 4 horas
- Antiinflamatorios no esteroides (AINES)

- Constituido por un grupo numeroso de fármacos, con diferencias en farmacocinética y uso clínico, pero perfiles analgésicos similares.

Segundo escalón. Analgésicos centrales opioides débiles:
- Codeína
  Efectos secundarios: estreñimientos, náuseas, vómitos, mareos. Dosis máxima: 60 mg cada 4 horas.
- Dihidrocodeína. Efectos secundarios: igual que la codeína. Dosis habitual: 1 comprimido cada 12 horas. Los comprimidos deben tragarse completos y sin masticar.
  Dosis máxima: 3 comprimidos cada 12 horas.

Tercer escalón. Analgésicos centrales opioides centrales:
- Morfina.
  Es el fármaco de elección.
  Efectos secundarios: estreñimiento, boca seca, náuseas y vómitos, astenia, sudoración, confusión con obnubilación; puede producirse sobre todo al comenzar el tratamiento.
  Usos: dolor, disnea, tos, diarrea.
  Vida media: ¡4 HORAS!
  Presentaciones, vías de administración y dosificación:
  - Forma oral soluble: no está comercializada y la tiene que preparar el farmacéutico. Cuando se use, recordar que las dosis deben darse cada 4 horas.
  - Forma oral sólida: preparado de morfina de liberación continua. Administración: cada 12 horas.
  Presentaciones: 10, 30, 60 y 100 mg.
  Esquema de dosificación: un paciente que esté tomando codeína a dosis máxima (60 mg cada 4 horas), o Dihidrocodeína a dosis máxima (180 mg cada 12 horas), y no tiene el dolor aliviado, se comenzará con 30 mg cada 12 horas. Si a las 24- 48 horas, la analgesia es insuficiente, se aumentará la dosis en un 50%. El aumento de dosis se hará en función de la respuesta del paciente. Los comprimidos se deben de tragar enteros y no se pueden machacar.
  La dosis media diaria suele oscilar entre 120 y 240 mg.
  La morfina no tiene techo terapéutico - no existe dosis máxima.
  - Forma rectal: no está comercializada y la tiene que preparar el farmacéutico. Puede ser útil en situaciones de intolerancia oral, oclusión intestinal, o agonía. Debe administrarse cada 4 horas en dosis equivalentes o iguales a la oral.
  - Forma parenteral-subcutánea: es una buena alternativa en casos de oclusión intestinal, intolerancia oral o agonía. Debe administrarse cada 4 horas o en perfusión continua, en dosis equivalentes al 50% de la oral
- Coanalgésicos: son una serie de medicamentos que se pueden utilizar con los analgésicos de los escalones y alguno de ellos es el tratamiento de elección en algunos tipos de dolor.

Otras medidas relevantes:
- ✓ Pensar siempre en la posible indicación de tratamiento oncológico específico.
- ✓ En algunos casos pueden ser de utilidad otras medidas como el uso de bloqueos, morfina por vía espinal o radioterapia.
- ✓ En caso de duda o dolor no controlado consultar a servicios especializados como: clínicas del Dolor, Unidad de Cuidados Paliativos o Servicios de Oncología.

Tratamiento de síntomas digestivos

Anorexia

Es la incapacidad del paciente para comer normalmente. La causa principal es la propia carga tumoral, pero también influyen: el miedo al vómito, la saciedad precoz, disfunción autonómica, estreñimiento, dolor y fatiga, alteraciones en la boca, hipercalcemia, ansiedad y depresión, y efectos secundarios del tratamiento.

Tratamiento:

Medidas generales
- Preparación adecuada de los alimentos.
- Platos pequeños.
- Raciones pequeñas.

Medidas farmacológicas
- Dexametasona (2 a 4 mg/diarios).
- Acetato de Megestrol - La dosificación es de 160 mg, 2 a 3 veces día.

Estreñimiento

El estreñimiento es un síntoma frecuente, alrededor del 60 % en enfermos terminales, y que preocupa bastante al enfermo y a sus familiares debido a una serie de molestias que puede ocasionar, así como por diversos factores culturales bien conocidos. Por otra parte, también es cierto que a veces observamos una adaptación a la situación con el razonamiento de que "al no comer mucho, es natural que no ensucie", cuando se sabe que al menos tiene que haber una deposición cada 3 ó 4 días incluso en estos casos.

Llega un momento en la evolución de la enfermedad en que la constipación deja de ser un problema, cuando el enfermo presenta ya un estado general extremadamente deteriorado que nos será fácil de identificar.

Las causas de la constipación, como la mayoría de síntomas, con multifactoriales.

Así, podemos sistematizarlas en:

1. Causas debidas a la enfermedad de base: disminución de la ingesta de sólidos y líquidos, patología intraabdominal por cáncer o asociada, paraplejía, etcétera.

2. Causas asociadas a tratamientos farmacológicos: opiáceos, anticolinérgicos, fenotiacinas, antidepresivos tricíclicos, etc.

3. Causas asociadas a la debilidad: encadenamiento, imposibilidad de llegar al WC cuando se presenta el estímulo, confusión, etc.

4. Causas intercurrentes: hemorroides, fisuras anales, habituación a laxantes, etc. Las molestias que puede ocasionar la constipación son sensación de distensión abdominal, flatulencia, mal sabor de boca, lengua saburral, retortijones o incluso náuseas y vómitos en casos extremos. En enfermos muy deteriorados puede presentarse inquietud o estado confusional. Es necesaria una exploración abdominal completa, que incluirá tacto rectal si lleva más de tres días sin deposiciones, con el objetivo de descartar la impactación rectal.

La estrategia terapéutica adecuada, después de haberse realizado la valoración de posibles etiologías, comprenderá la aplicación de una serie de medidas generales combinadas con el uso de laxantes y, en su caso, medidas rectales con el objetivo de conseguir una deposición cada 1-3 días. Así, intentaremos estimular la ingesta de líquidos (agua y zumos de fruta) ya que, por razones obvias, difícilmente podrá aumentarse el aporte de fibras, que incluso puede estar contraindicado si hay oclusión o suboclusión intestinal; responderemos rápidamente al deseo de evacuación, estudio de las posturas (adaptación WC, evitar cuñas, etc.), y por último, revisión del tratamiento farmacológico para valorar posibles cambios si está tomando varios fármacos que producen constipación. En cuanto al uso de laxantes, hay que decir en primer lugar que no hay un único laxante o combinación de estos que se prefiera a los demás por varias razones que van desde su efecto individual en cada paciente a su forma de administración y a gusto del mismo (hay algunos jarabes que provocan náuseas a los pacientes).

Generalmente, se inicia el tratamiento con un laxante estimulante (aumenta el peritaltismo), habitualmente sennósidos (12 a 72 mg/día) y/o lactulosa (20 a 90 cc/día), pudiéndose asociar según la respuesta observada, hecho frecuente en aquellos pacientes que siguen tratamiento con opiáceos. Así, el 80% de éstos precisarán laxantes de forma regular, siendo importante adelantarse a la aparición de constipación severa. El siguiente paso será añadir un agente humidificador de superficie para potenciar los anteriores, como por ejemplo la parafina líquida (15 a 45 mg/día).

Pueden añadirse medidas rectales (supositorios de glicerina o de bisacodilo, o micralax) ya inicialmente si la ampolla rectal está llena o mientras esperamos el efecto de los laxantes orales (de 1 a 4 días) y siempre que sea necesario según el efecto de aquéllos; casi el 40% continuarán necesitando. En caso de requerirse se administrarán enemas con sonda rectal para aumentar su eficacia, aunque son especialmente molestos en enfermos muy debilitados.

Una situación especial es la impactación fecal habitualmente a nivel de recto o sigma, aunque a veces es más alto, pudiendo ocasionar obstrucción parcial y, en su caso, un síndrome rectal con secreción rectal y retención vesical ocasional. Si el impacto es alto requerirá la administración de uno o varios enemas de limpieza (enemas fosfatados), y si es rectal será necesario diferenciar en primer lugar si es duro o blando.

Si es blando:
Supositorios de bisacodilo diariamente hasta que responda (es necesario que entre en contacto con la mucosa rectal para su absorción).

Si es duro:
- ✓ Enema de aceite (100-200 cc) la noche anterior.
- ✓ Valorar posible sedación del paciente.
- ✓ Aplicación de compresas calientes para favorecer la dilatación anal y lubrificación con lubricante anestésico.
- ✓ Movilizar el impacto, fraccionamiento y extracción.
- ✓ Seguir con enemas fosfatados hasta su total eliminación.

En cualquier caso es muy importante la prevención de la impactación fecal ya que supone un sobreesfuerzo muy importante y a menudo muy doloroso para estos enfermos ya muy debilitados.

Náuseas y vómitos
Las náuseas y vómitos son frecuentes en cáncer avanzado y terminal -40 % y 30 % respectivamente- y pueden ser debidos a varias causas, siendo esencial el análisis de las mismas para una correcta selección de los antieméticos, ya que es habitual que no se discrimine en este sentido, prescribiendo rutinariamente siempre el mismo fármaco.

Etiología
Las náuseas y vómitos pueden tener su origen en diversos factores que además pueden asociarse. Una correcta valoración del paciente nos conducirá a identificar la causa principal, siendo la más habitual el uso de opioides, obstrucción intestinal parcial y constipación. Otras causas a tener en cuenta son la hipercalcemia en casos de metástasis óseas masivas y la hipertensión endocraneana si concurren metástasis cerebrales. Naturalmente no podemos olvidar los casos de gastritis habitualmente yatrógenas (AINE sobre todo).

Vómitos de gran volumen sugieren estasis gástrica y se acompañan de otros síntomas como reflujo esofágico, plenitud epigástrica o hipo. Las causas son reducción de la motilidad gástrica por fármacos u obstrucción parcial intrínseca o extrínseca (tumor gástrico, hepatomegalia, ascitis...). En aquellos casos de sospecha o en los que no sean explicables clínicamente, puede estar indicado determinar el nivel de calcio, urea y electrólitos.

Estrategia terapéutica
Medidas generales: se centran básicamente en adecuación de la dieta (blanda fraccionada, predominio de líquidos, infusiones, etc.).
Corrección causas reversibles: hipercalcemia, gastritis, fármacos irritantes de la mucosa gástrica.

Tratamiento farmacológico
A nivel práctico, los principales antieméticos recomendados son:
- ➤ Dimenhidrinato (oral, rectal) - (50 mg. PO c/4-6 horas).
- ➤ Haloperidol (oral, subcutánea) - (1.5-3 mg. PO noche, hasta 15 mg./dia).
- ➤ Metociopramida (oral, subcutánea) - (10-20 mg. P0 c/6-8 horas).
- ➤ Domperidona (oral, rectal) - (10-20 mg. PO c/6-8 horas) (30-60 mg. PR c/8 horas).
- ➤ Escopolamina (subcutánea, sublingual) - (0.30 - 1:2 mg / día infusión SC o c/8 horas repartido).

A veces es necesario administrar la primera dosis del antiemético por vía parenteral (SC) para romper el círculo vicioso, prolongando su administración 24-48 horas más si el vómito es justo después de tomar la medicación o hay muchos vómitos al día.

En algunos pacientes (5-30 %) será necesario administrar dos antieméticos si coexisten varias causas de vómitos (ej. metociopramida y haloperidol). En caso de infusión subcutánea, podemos disponer del haloperidol, metociopramida y escopolamina, siendo necesario revisar su tolerancia y estabilidad si se mezclan con otros fármacos.

Las indicaciones de SNG por vómitos son muy escasas y se reducen a los casos de obstrucción gástrica total y en casos de atonía gástrica muy severa que no responda a otras medidas.

Alimentación y nutrición

La alimentación es un símbolo de salud y actividad. En la situación de enfermedad terminal es frecuente que enfermos y/o familiares refieran problemas relacionados con ésta. La elevada frecuencia de anorexia, sequedad de boca, náuseas, vómitos, sensación de repleción precoz, constipación, trastorno del gusto, odinofagia, problemas obstructivos del tracto digestivo alto (disfagia) o bajo (suboclusiones) o infecciones orofaríngeas hace que con frecuencia tengamos que adaptar la dieta.

En primer lugar, queremos recordar que, según nuestra opinión, la nutrición y la hidratación no son objetivos en sí mismos en la atención de enfermos terminales de cáncer, sobre todo cuando la desnutrición está relacionada con la progresión de una enfermedad sistémica no susceptible de respuesta al tratamiento específico. Por otra parte, no olvidamos el principio del confort como objetivo.

Nos referimos a varios principios generales y a algunas situaciones concretas: Deben comentarse, siempre delicadamente, con el enfermo y sus familiares los aspectos específicos referidos a la alimentación; la educación de la familia y la adecuación a los gustos individuales previos del enfermo son fundamentales.

Como normas generales, y teniendo en cuenta la anorexia, la debilidad y la sensación de repleción gástrica precoz, es recomendable fraccionar la dieta en 6-7 tomas y flexibilizar mucho los horarios según el deseo del enfermo. Las dietas semiblandas o blandas suelen ser mejor toleradas. La cantidad de cada ingesta debe adaptarse al enfermo, sin presiones para una ingesta mayor, que inducen más sensación de fracaso ("Dado que ahora está encamado muchas horas, no es preciso que tome tantos alimentos", para los familiares "Está débil porque la enfermedad avanza, no por falta de alimentación"). El gusto debe mejorarse según el deseo del enfermo, y es aconsejable la adición de algunas salsas. En cuanto a la composición, creemos que no debemos insistir en nutriciones hipercalóricas o hiperproteicas, que no tienen mucho sentido en esta situación, ni tampoco en las dietas específicas ricas en fibras para la prevención y tratamiento del estreñimiento (porque deben tomarse en cantidades importantes que los enfermos no toleran, y porque disponemos de tratamientos específicos más eficaces). La adición de complejos vitamínicos o hierro oral es de muy dudosa eficacia en enfermos terminales, excepto en situaciones muy concretas.

La presentación de la dieta y la adecuación del tamaño del plato a la cantidad de comida son aspectos importantes y frecuentemente olvidados para mejorar la tolerancia.

En la situación de enfermedad terminal, el uso de sonda nasogástrica u otras formas intervencionistas debe quedar restringido a la presencia de problemas obstructivos altos (orofaringe, esófago) que originan disfagia u odinofagia importantes, fístulas o disfunciones epiglóticas, y/o en aquellos casos en los que la obstrucción es el elemento fundamental para explicar la desnutrición, la debilidad y/o la anorexia. En todo caso, debe valorarse bien con el paciente y sus familiares. Cuando la debilidad y la anorexia son debidas al síndrome sistémico de progresión de enfermedad, la sonda no resolverá ninguno de estos problemas.

Como hemos dicho, la hidratación no es un objetivo en sí mismo en la atención de enfermos terminales. Según nuestra experiencia, el uso fraccionado de líquidos (agua, infusiones, etc.) unido a unos cuidados de la boca frecuentes son muy eficaces. La sensación de sed asociada a la sequedad de boca debida a la enfermedad o al tratamiento (radiación, morfina, etc.) responde mejor a este tipo de cuidados que a la hidratación oral o parenteral forzada. El uso de sueroterapia se reduce al 5-10% de enfermos en el hospital cuando se aplican estos principios, y en el domicilio su uso es prácticamente nulo.

En la situación de agonía, la dieta debe limitarse a pequeñas ingestas de líquidos y a cuidados de la boca; la hidratación o nutrición parenterales no mejoran el estado de los enfermos agónicos, y la mayor parte de la medicación puede administrarse por vía subcutánea o rectal.

Tratamiento de síntomas respiratorios
Disnea
La disnea es una sensación subjetiva que se define como la conciencia desagradable de dificultad o necesidad de incrementar la ventilación, por lo que sólo el enfermo puede cuantificar su intensidad y características. Conviene tener presente que taquipnea no implica disnea necesariamente y que, en caso de dificultades de comunicación, el uso de la musculatura respiratoria accesoria es el signo más evidente de disnea.
La disnea se presenta en el 30-40% de todos los cánceres avanzados y terminales y en el 65-70% de los broncogénicos, en los que es el síntoma principal en la fase de enfermedad avanzada. La disnea puede aparecer en los últimos días o semanas de la evolución de diferentes enfermedades en el contexto de un fracaso multiórgano, comportándose entonces como factor de mal pronóstico a muy corto plazo.

La sensación de disnea es pluridimensional, pues, además de la percepción de esfuerzo ventilatorio, comprende una dimensión emocional y cognitiva en función de experiencias previas, significado, nivel de impacto, etc. Es frecuente conocer pacientes bronquíticos crónicos adaptados a grados de disnea incluso incapacitantes para muchas actividades

Etiología y valoración

Destacar que la disnea será de difícil control en casos de infiltración masiva del parenquima pulmonar, linfagitis pulmonar y derrames pleurales que no respondan a toracocéntesis o pleurodesis.

En la valoración de estos pacientes es básico descartar aquellas etiologías de la diseña que, en función del pronóstico inmediato, sean susceptibles de tratamiento causal como en el caso de anemia, infección, insuficiencia cardíaca u obstrucción bronquial reversible. En este sentido se hace imprescindible una exploración clínica exhaustiva en busca de signos clínicos de hipoxemia, anemia, debilidad, ansiedad, insuficiencia cardíaca, etc.

Asimismo es necesario tener acceso a una serie de exploraciones complementarias básicas como son radiología de tórax, determinación de hemoglobina, electrocardiograma y, a ser posible, oximetría transcutánea.

Estrategia terapéutica

1. Modificación de proceso patológico de base
   - Quimioterapia
   - Hormonoterapia
   - Radioterapia
   - Toracocentesis
   - Pleurodesis
   - Antibióticos
   - Transfusión, etc.

Tratamiento sintomático

a) Medidas no farmacológicas o generales:
   - Compañía tranquilizadora.
   - Aire fresco sobre la cara.
   - Ejercicios respiratorios (respiración diafragmática y espiración con labios semiocluidos)
   - Técnicas de relajación.
   - Posición confortable.
   - Adaptación del estilo de vida (actividades vida diaria, barreras arquitectónicas, etc.).

b) Medidas farmacológicas:

Sulfato o clorhidrato de morfina oral: 5 a 15 mg cada 4 horas. Es el tratamiento farmacológico básico de la disnea en el paciente terminal. No altera los parámetros gasométricos ni de función pulmonar. En ausencia de dolor, dosis superiores a 15 mg. cada 4 horas no aportan beneficios. En pacientes que ya tomaban previamente morfina para tratamiento de dolor, se aconseja aumentar la dosis hasta un 50% para el control de la disnea.

Fenotiacinas: Clorpromazina 25 mg. noche. A menudo se asocia a la morfina como tratamiento adyuvante. Tiene efecto ansiolítico y sedante y algunos autores sugieren que puede actuar directamente sobre el nivel de percepción de la disnea.
Corticoides: Dexametasona 2 mg./día - 4 mg./ 6 - 8 horas o Prednisona 10 mg - 40 mg./ día. Mejoran la sensación de disnea que se asocia a obstrucción de vía aérea, linfangitis carcinomatosa, SCVCS (Síndrome de compresión de vena cava superior) y bronquitis crónica.

Oxigenoterapia: Precisa de la objetivación previa de hipoxemia severa y de la demostración de la eficacia en la mejora del síntoma. No es imprescindible en estas situaciones.

Benzodiacepinas: Diazepam 2 - 10 mg./ día. Puede usarse por su efecto ansiolítico. No actúan sobre el mecanismo de la disnea.
Crisis de disnea:
- Compañía tranquilizadora
- Técnicas de relajación y ejercicio sobre el control de respiraciones.
- Diazepam oral o sublingual (absorción más rápida): 2 a 10 mg.

Cuidados de la boca
En el enfermo terminal hay una alteración de las propiedades de la boca provocadas por diferentes causas y que dan lugar a numerosos problemas de los que cabe destacar por su elevada frecuencia la sequedad de boca (60-70% según nuestra experiencia).

Objetivos:
1. Control: prevención del dolor de boca.
2. Mantener mucosa y labios húmedos, limpios, suaves e intactos haciendo prevención de infecciones y promocionando así el confort.
3. Eliminar la placa bacteriana y restos alimentarios para evitar la halitosis, procurando no perjudicar la mucosa.
4. Además, evitar preocupaciones y molestias innecesarias y el aislamiento social.

Recomendaciones:
1. Cepillo infantil suave tanto para los dientes como para la lengua. Es el utensilio más eficaz incluso en enfermos inconscientes.

2. Torunda o el dedo índice protegido con guante o gasa. Es más inefectivo para eliminar la placa pero puede ser más cómodo y de ayuda para la humidificación y ante signos de sangrado.

3. Masticar piña o chicle sin azúcar.

4. Para la higiene de después de las comidas, cepillado y enjuague normal.

5. Para la humidificación, pequeños sorbos de agua, zumos de fruta con cubitos de hielo, manzanilla con limón (anestésico local y estimulante de la saliva, respectivamente) y/o salivas artificiales a base de metilcelulosa, esencia de limón y agua (fácilmente preparables por cualquier farmacéutico). Cabe utilizarlos con

frecuencia, cada 2-4 horas. Una solución base de vaselina líquida, limón, manzanilla y hielo es útil y eficaz en estados más terminales o agónicos, pues la vaselina puede ser desagradable por su viscosidad.

6. Para eliminar el sarro utilizar el peróxido de hidrógeno diluido (excepto en estomatitis), perborato sódico que no puede ser tragado, solución de bicarbonato sódico, muy efectivo pero de gusto desagradable (no puede ser utilizado en tratamientos antifúngicos) o un pequeño fragmento de vitamina C.

7. Como antiséptico inhibiendo la formación de la placa bacteriana, usar solución de clorhexidina 0,2%, o yodo solución acuosa diluida en pequeñas cantidades cada 12 horas (aunque suele ser desagradable).

8. El uso de anestésicos locales sobre úlceras dolorosas antes de cada comida, como la xilocaína (lidocaína) o topicaína en vaporizador.

9. El diagnóstico y la detección precoz de la candidiasis oral y la utilización de solución de nistatina cada 4 horas - 1 cucharada, enjuagar y escupir, y otra cucharada, enjuagar y tragar - y algunas veces ketonconazol por vía oral. Hay que recordar que aunque los síntomas desaparecen a los siete días, es necesario continuar el tratamiento durante catorce días. El yoghourt natural es eficaz y barato.

10. Cuidados especiales de la prótesis dental, que favorece las infecciones. En caso de candidiasis hay que sumergirla cada noche en solución de hipoclorito al 1% si no hay metal, o en solución de nistatina.

11. Gargarismos de povidona yodada al 7,5% en los casos de halitosis por boca séptica y/o neoplasia oral. Como conclusión podemos decir que la comunicación, el bienestar y la satisfacción de comer dependen en parte de una buena higiene bucal; por tanto, ésta es fundamental para el enfermo terminal. Enfermeras y médicos deben educar al paciente y familiares aconsejando diferentes métodos y utensilios, respetando las preferencias y estimulando las iniciativas de aquellos en este sentido.

Información y comunicación

El establecer una comunicación abierta con el enfermo en situación terminal es para los profesionales sanitarios un escollo difícil de salvar en la práctica diaria. La muerte y el proceso de morir evocan en los cuidadores reacciones psicológicas que conducen directa o indirectamente a evitar la comunicación con el paciente y su familia. Para conseguir una comunicación adecuada es necesario vencer la ansiedad que en los cuidadores genera el dar malas noticias, el miedo a provocar en el interlocutor reacciones emocionales no controlables, la posible sobre-identificación y el desconocimiento de algunas respuestas como:

¿Cuánto me queda de vida?
¿Cómo voy a morir?
¿Por qué a mí?

La comunicación es una herramienta terapéutica esencial que da acceso al principio de autonomía, al consentimiento informado, a la confianza mutua, a la seguridad y a la información que el enfermo necesita para ser ayudado y ayudarse a sí mismo. También permite la imprescindible coordinación entre el equipo cuidador, la familia y el paciente.

Una buena comunicación en el equipo sanitario reduce ostensiblemente el estrés generado en la actividad diaria. Una familia con accesibilidad fácil a la información de lo que está sucediendo es más eficaz con el enfermo y crea menos problemas.

A. Definición

Comunicar es hacer partícipe o transmitir a otra persona algo que se TIENE: Información, Sentimientos, Pensamientos o Ideas. Lo que no se tiene no se puede transmitir.

B. Objetivos de la comunicación
- Informar
- Orientar
- Apoyar

C. Componentes de la comunicación

a) Mensaje: Algo que transmitir.
b) Emisor. Alguien que lo transmita.
c) Receptor: Alguien que lo reciba.
d) Código: LENGUAJE.
e) Canal: Oral, escrito, telefónico, NO VERBAL.

D. El lenguaje no verbal (lenguaje del cuerpo)

El 93% de la comunicación es no verbal. Es primordial analizar e interpretar los flujos de comunicación que se manifiestan mediante las expresiones faciales, gestuales, posturales, contacto físico, tono de voz y dirección e intensidad de la mirada. Los profesionales sanitarios subestiman el poder del contacto físico como forma de comunicación. No puede valorarse en todo su contenido la importancia que para el enfermo tiene el sujetar su mano, el tocar su hombro, el colocar bien su almohada o secar su frente.

El lenguaje no verbal incluye:
- Posición de pie o sentado.
- Lugar (un pasillo o una habitación privada).
- Dirección de la mirada.
- Atención y ESCUCHA.
- Tiempo dedicado.
- Actitud.
- CONTACTO FÍSICO.
- Contacto ocular.
- La expresión facial.
- Los movimientos de la cabeza.
- Postura y porte.

- Proximidad y orientación.
- Apariencia y aspecto físico.

E. Escuchar

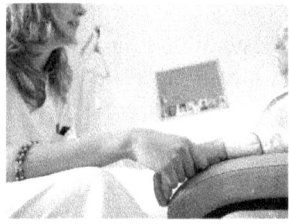

La actitud de escucha adecuada es sentado al lado o en la cama del enfermo, nunca de pie y con los brazos cruzados.

Escuchando conoceremos mejor las respuestas que el enfermo tiene que recibir y si está en condiciones de hacerlo. Hay que escuchar lo que dicen, cómo lo dicen y lo que además implican esas palabras.

Escuchar implica una atención despierta, activa, que formula preguntas y sugiere respuestas.

El mismo SILENCIO es a veces más elocuente que las propias palabras.

F. Habilidades en la comunicación
- Escucha activa.
- Empatía.
- Evitar paternalismo.
- Evaluar grado de información.
- Identificar: lo que sabe. Lo que quiere saber. Lo que le preocupa.
- Evitar excesiva emoción.

CONOCIMIENTO DE LA VERDAD

¿Decir o no decir la verdad? Pregunta siempre presente en los profesionales sanitarios.

Antes de contestarla debemos haber resuelto los siguientes interrogantes:

1. ¿Quiere el enfermo más información?
2. ¿Qué es lo que quiere saber?
3. ¿Está preparado para recibir la información?

El conocimiento de la verdad supone para la Persona:
- Conciencia de la propia MORTALIDAD.
- Separación del PASADO.
- El presente debe vivirse INTENSAMENTE.
- El futuro es una INCERTIDUMBRE.

La información de la verdad por parte del Médico supone:
- Legitimación de su desconocimiento.
- Se ve como un 'Verdugo'.
- Tiene que hacer frente a las nuevas DEMANDAS:
- Apoyo psicoemocional permanente.
- Receptor de angustias y agresiones.
- Solicitud de protección y no abandono.
- Conocimientos del control de síntomas.

La comunicación de la verdad no se alcanza en una única entrevista sino en múltiples. No es instantánea ni inmediata. Se produce a través de un proceso continuo de maduración. La información debe darse de forma lenta, continuada y paulatina, respetando el ritmo y las condiciones personales del enfermo. Importante: NUNCA QUITAR LA ESPERANZA por mucha información que demos.

Preguntas claves en la atención al moribundo:
1. ¿Qué es lo que más le molesta?
2. ¿Qué es lo que más le preocupa?
3. ¿Necesita más información?
4. ¿Cuáles son sus deseos?

Las malas noticias

Definición
Son las que alteran las expectativas de futuro de la persona. El grado de MALDAD viene definido por la distancia que separa las expectativas de futuro de la realidad de la situación. Las malas noticias nunca suenan bien.

¿Cómo hacer?
✓ La honestidad del mensaje nunca debe cambiarse para mejorar su aceptación. ES IMPORTANTE MANTENER UNA ESPERANZA REAL.
✓ Averiguar primero qué es lo que sabe el paciente. Conociendo lo que el paciente sabe podremos estimar lo que separa sus expectativas de la realidad.
✓ Averiguar cuánto quieren saber antes de informar.
✓ Después de pronunciar palabras como cáncer, muerte o "no hay más tratamiento" la persona no puede recordar nada de lo que se diga después: BLOQUEO

Postinformación
➤ El paciente olvida el 40% de la información recibida y más si han sido malas noticias.
➤ No presuponer lo que les angustia.
➤ Alargar el tiempo de transición entre el sentirse sano al de sentirse gravemente enfermo.
➤ Dar síntomas en vez de diagnósticos.
➤ NO MENTIR.
➤ Preguntar inmediatamente después: ¿Cómo se siente? ¿Por qué? ¿Qué otras cosas le preocupan?
➤ Comprobar las emociones evocadas, tranquilizarle y cerrar la entrevista.

Preguntas difíciles
¿Tengo cáncer?
¿Voy a morir?
¿Cuánto tiempo me queda de vida?
¿No le dirá la verdad?
Él no podrá soportarlo. Dar un límite es irreal, inseguro, e inútil. Las familias deben aprender a vivir con la duda. Asegurar al paciente cuidado y apoyo continuado por todo el tiempo restante. El miedo al futuro puede empañar el presente.

¿Cómo contestar?
- Sólo el paciente puede indicarnos lo que quiere.
- ·Devolverle la pregunta "¿Por qué lo pregunta?"
- Evaluar las razones de por qué lo pregunta.
- Valorar si está en condiciones de poder escuchar.

Atención a la familia
Educación e integración en la terapéutica
Como ya se ha expuesto anteriormente, el enfermo y su familia conjuntamente son siempre la unidad a tratar.

La situación de la familia de un enfermo terminal viene caracterizada por la presencia de un gran impacto emocional condicionado a la presencia de múltiples "temores" o "miedos" que, como profesionales sanitarios, hemos de saber reconocer y abordar en la medida de lo posible. La muerte está siempre presente de forma más o menos explícita, así como el miedo al sufrimiento de un ser querido, la inseguridad de si tendrán un fácil acceso al soporte sanitario, la duda de si serán capaces o tendrán fuerzas para cuidarle, los problemas que pueden aparecer en el momento justo de la muerte o si sabrán reconocer que ha muerto, etc. No olvidemos que a menudo es la primera experiencia de este tipo para el enfermo y su familia y que la tranquilidad de la familia repercute directamente sobre el bienestar del enfermo.

Este impacto de la enfermedad terminal sobre el ambiente familiar puede tomar distintos aspectos según los factores predominantes que pueden estar tanto en relación con la enfermedad misma (control de síntomas, información, no adecuación de objetivos enfermo-familia) como en relación con el entorno social y circunstancias de vida del enfermo:
- Personalidad y circunstancias personales del enfermo.
- Naturaleza y calidad de las relaciones familiares.
- Reacciones y estilos de convivencia del enfermo y familia en pérdidas anteriores.
- Estructura de la familia y su momento evolutivo.
- Nivel de soporte de la comunidad.
- Problemas concretos, calidad del habitáculo, etc. (disputas familiares, herencias)

Debemos tener en cuenta que, para la familia, el poder tener una tarea concreta en relación con el cuidado directo del enfermo es un elemento de disminución del impacto. Es necesario valorar una serie de factores socioculturales que pueden afectar y condicionar la atención: situación económica de la familia que permita asumir los costes que se generan (material de curas o comodidad, medicación, miembros de la familia que dejan de trabajar), condiciones básicas de habitabilidad y confort de la vivienda (agua caliente, calefacción, higiene, etc.); la familia debe estar capacitada culturalmente para comprender y ejecutar las indicaciones sobre el tratamiento y cuidados (curas sencillas, cambios posturales, etc.).

Trabajo del equipo en la atención de la familia

La primera intervención del equipo será la de valorar si la familia puede emocional y prácticamente atender de forma adecuada al enfermo en función de las condiciones descritas. Además, ya inicialmente debe identificarse a la persona que llevará el peso de la atención para intensificar el soporte sobre ella y revisar las vivencias y el impacto que se vayan produciendo.

El siguiente paso será planificar la integración plena de la familia, y lo haremos mediante:
- La educación de la familia.
- Soporte práctico y emocional de la familia.
- Ayuda en la rehabilitación y recomposición de la familia (prevención y tratamiento del duelo).

Este trabajo de valoración de la situación familiar debe ir haciéndose periódicamente ya que puede modificarse bruscamente en función de la aparición de crisis.

La educación de la familia

Los aspectos en los que la familia debe tener información clara y precisa según lo expuesto en el apartado correspondiente, que le permita participar en la medida de sus posibilidades son:
- Alimentación
- Higiene.
- Cuidados directos del enfermo: cambios posturales, curas específicas, hábitos de evacuación, etc.
- Administración de fármacos
- Pautas de actuación ante la aparición de posibles crisis: coma, crisis de pánico, agitación psicomotriz, agonía.
- Orientaciones para la comunicación con el enfermo: actitud receptiva, importancia de la comunicación no verbal, respuestas, etc.

Los últimos días: la atención a la agonía

Esta etapa final de la enfermedad terminal viene marcada por un deterioro muy importante del estado general indicador de una muerte inminente (horas, pocos días) que a menudo se acompaña de disminución del nivel de conciencia de las funciones superiores intelectivas, siendo una característica fundamental de esta situación el gran impacto emocional que provoca sobre la familia y el equipo terapéutico que puede dar lugar a crisis de claudicación emocional de la familia, siendo básica su prevención y, en caso de que aparezca, disponer de los recursos adecuados para resolverlas. En estos momentos reaparecen aquella serie de interrogantes y miedos de la familia:
- ¿Cómo será la muerte?
- ¿Tendrá convulsiones?
- ¿Sangrará?
- ¿Vomitará?
- ¿Se ahogará?
- ¿Cómo reconoceré que ha muerto?
- ¿Qué tengo que hacer entonces?

No olvidemos que a menudo es la primera vez que la familia del enfermo se enfrenta a la muerte, por lo que necesariamente siempre tenemos que individualizar cada situación.

Durante esta etapa pueden existir total o parcialmente los síntomas previos o bien aparecer otros nuevos, entre los que destacan el ya mencionado deterioro de la conciencia que puede llegar al coma, desorientación, confusión y a veces agitación psicomotriz, trastornos respiratorios con respiración irregular y aparición de respiración estertorosa por acumulo de secreciones, fiebre dada la elevada frecuencia de infecciones como causa de muerte en los pacientes con cáncer, dificultad extrema o incapacidad para la ingesta, ansiedad, depresión, miedo (explícito o no) y retención urinaria (sobre todo si toma psicotrópicos) que puede ser causa de agitación en estos pacientes.

En estos momentos es especialmente importante redefinir los objetivos terapéuticos, tendiendo a emplear cada vez menos medios técnicos para el control sintomático del paciente, y prestando más apoyo a la familia.

A continuación intentaremos sistematizar brevemente las diferentes indicaciones que se deben realizar.

Establecer una serie de atenciones o cuidados generales que incluirá instrucciones de cómo atender al paciente encamado haciendo hincapié en los cambios posturales, cómo cambiar la ropa de la cama, cuidados de la boca y de la piel, protecciones de úlceras, etc. Es de gran interés conocer la posición más confortable para el enfermo (decúbito lateral con piernas flexionadas), ya que disminuye la respiración estertorosa y facilita los cuidados de la piel y la aplicación en su caso de medicación por via rectal, y los cuidados de la incontinencia vesical, teniendo en cuenta que en enfermos débiles pero conscientes puede provocar angustia por su significado, tolerando mejor el sondaje. No es necesario un tratamiento específico de la fiebre si no crea problemas.

Reforzaremos el hecho de que la falta de ingesta es una consecuencia y no una causa de la situación, así como que con unos cuidados de boca adecuados no hay sensación de sed y que con la aplicación de medidas más agresivas (sonda nasogástrica, sueros) no mejorará la situación.

Instrucciones concretas (fármacos a administrar, consulta telefónica, etc.) por si entra en coma, tiene vómitos o hemorragia, etc. La aparición de estos problemas puede provocar fácilmente una crisis de claudicación emocional de la familia que acabará con el enfermo agónico en un servicio de urgencias.
Adecuación del tratamiento farmacológico, prescindiendo de aquellos fármacos que no tengan una utilidad inmediata en esta situación (antiinflamatorios, corticoides, etc.) y adecuando la vía de administración que seguirá siendo oral mientras sea posible, disponiendo de vías alternativas de fácil uso como la subcutánea (morfina, haloperidol, escopolamina) o rectal (morfina, diazepam, ciorpromacina). En este sentido, en la mayoría de casos se utiliza la vía oral hasta pocos días u horas antes de la muerte y conviene no prescindir del uso de narcóticos potentes aunque entre en coma. Para tratar la "respiración estertorosa"

disponemos de escopolamina (hioscina) por vía subcutánea, que resulta de gran valor. El tratamiento de la respiración estertorosa es de utilidad fundamentalmente para disminuir la ansiedad de la familia. Ante crisis de agitación o confusión, además de una presencia reconfortante, podemos administrar haloperidol (oral o subcutáneo) o diazepam (oral, sublingual o subcutáneo) o ciorpromacina (oral).

No debemos olvidar que el enfermo, aunque obnubilado, somnoliento o desorientado también tiene percepciones, por lo que hemos de hablar con él y preguntarle sobre su confort o problemas (¿descansa bien?, ¿tiene alguna duda?, ¿qué cosas le preocupan?) y cuidar mucho la comunicación no verbal (tacto) dando instrucciones a la familia en este sentido. Se debe instruir a la familia para que eviten comentarios inapropiados en presencia del paciente.

Interesarse por las necesidades espirituales del enfermo y su familia por si podemos facilitarlas (contactar con el sacerdote, etc.)
No siempre es posible estar presente en el momento de la muerte, por lo que hemos de dar consejos prácticos sobre cómo reconocer que ha muerto, cómo contactar con la funeraria, traslados y costes, etc. Es conveniente que estos trámites queden claros con antelación, y no posponerlos para el doloroso momento de la muerte. Es aconsejable volver al domicilio al cabo de unos días para saludar y contactar con la familia y coordinar la atención del duelo familiar.

Urgencias en medicina paliativa

Sofocación (Obstrucción o compresión aguda irreversible de vías respiratorias altas)

1. Es imprescindible la presencia física del profesional sanitario junto al paciente y la familia hasta el fallecimiento.

2. Sedación hasta conseguir la desconexión / inconsciencia del paciente:
   - Diazepam 5-20 mg rectal ó IV. midazolam 20-40 mg IM ó IV.
   - Pueden asociarse además escopolamina y morfina por vía parenteral.

3. Soporte emocional inmediato a los familiares.

Hemorragias masivas (con compromiso vital inmediato)
Protocolo de actuación idéntico al anunciado en el apartado anterior.
Es conveniente tener preparadas toallas o sábanas de color verde o rojo si se prevé este tipo de desenlace.

Convulsiones
La primera crisis convulsiva produce siempre un gran impacto en la familia por lo que es importante conseguir su control lo más rápidamente posible. Inicialmente pueden emplearse para controlar la primera crisis: diazepam IV5-10 mg lento, midazolam IV ó IM 10 mg, luego 10 mg IM ó SC cada hora si persisten las crisis. Posteriormente se emplean anticonvulsivantes en dosis suficientes para mantener niveles plasmáticos terapéuticos (ejemplo: difenilhidontoina, valproato, midazolam).

Crisis de claudicación familiar
En el transcurso de la evolución pueden aparecer crisis de descompensación del enfermo y/o de sus familiares, en las que se acentúan los problemas o su impacto. Se trata de un desajuste de la adaptación, originado por una situación nueva o por la reaparición de problemas, que es importante saber reconocer porque dan lugar a muchas demandas de intervención médica o técnica, siendo de hecho la primera causa de ingreso hospitalario.

Las causas más frecuentes de estas descompensaciones son:
- ✓ Síntomas mal controlados, o aparición de nuevos (especialmente dolor, disnea, hemorragia y vómitos).
- ✓ Sentimientos de pérdida, miedos, temores o incertidumbre.
- ✓ Depresión, ansiedad, soledad.
- ✓ Dudas sobre el tratamiento previo o la evolución.

La respuesta terapéutica la orientamos en el sentido de:
- ✓ Instaurar medidas de control de síntomas.
- ✓ Mostrar disponibilidad (sentarse en lugar tranquilo, sin prisa).
- ✓ Revisar los últimos acontecimientos, esclarecer dudas sobre la evolución y el tratamiento.
- ✓ Volver a recordar los objetivos terapéuticos.
- ✓ No debe sorprendernos el que tengamos que repetir las mismas cosas en situaciones parecidas varias veces durante la evolución de la enfermedad.

El duelo
Es el estado de pensamiento, sentimiento y actividad que se produce como consecuencia de la PÉRDIDA de una persona o cosa amada asociándose a síntomas físicos y emocionales. La PÉRDIDA es psicológicamente traumática en la misma medida que una herida o quemadura, por lo cual siempre es DOLOROSA. Necesita un tiempo y un proceso para volver al equilibrio normal que es lo que constituye el DUELO.

Fases del proceso de duelo
Hay cuatro fases secuenciales:

1) Experimentar pena y dolor.
2) Sentir miedo, ira, culpabilidad y resentimiento.
3) Experimentar apatía, tristeza y desinterés.
4) Reaparición de la esperanza y reconducción de la vida.

Manifestaciones del duelo
Aparecen:
a) Sentimientos: Tristeza, soledad, añoranza, ira, culpabilidad, autorreproche.
b) Sensaciones físicas: Estómago vacío, tirantez en tórax o garganta, hipersensibilidad a los ruidos, sentido de despersonalización, sensación de ahogo, boca seca.
c) Cogniciones o pensamientos: Incredulidad, confusión, preocupación, presencia del fallecido, alucinaciones visuales y auditivas.
d) Comportamientos o Conductas: Sueño con el fallecido, Trastornos del apetito por defecto o por exceso, Conductas no meditadas dañinas para la persona

(conducción temeraria), Retirada social, Suspiros, hiperactividad y llorar, Frecuentar los mismos lugares del fallecido.

Tareas del proceso del Duelo
1. ACEPTAR la realidad de la pérdida.
2. SUFRIR pena y dolor emocional.
3. AJUSTE al medio sin la persona desaparecida.
4. QUITAR la energía emocional del fallecido reconduciéndola hacia otras relaciones.

¿Cuándo finaliza el duelo?
Termina cuando las tareas del proceso han sido finalizadas. Por lo tanto no hay respuesta concreta. Dos años es la fecha más aceptada. El hablar de la persona desaparecida sin dolor es un indicador de que el duelo ha terminado. Hay personas que nunca completan el duelo reapareciendo la pena de vez en cuando.

Objetivos de orientación en el duelo
- Aumentar la realidad de la pérdida.
- Ayudar al doliente a expresar su afectividad.
- Ayudar a vencer los impedimentos que evitan el reajuste después de la pérdida.
- Estimular para decir "adiós" al fallecido y sentirse confortable en la nueva situación.

La organización de los cuidados paliativos
Los instrumentos fundamentales para responder a las necesidades de atención de los enfermos terminales y sus familiares son el control de síntomas, la información y comunicación adecuada y también un cambio en la organización que permite adaptarse a necesidades distintas y con objetivos distintos, a medida que avanza la enfermedad. El equipo interdisciplinar con formación es la base fundamental para proveer una atención integral, y son las necesidades de los enfermos y familiares los que deben regir su organización práctica.

Algunos principios generales de la organización de los Cuidados Paliativos son:
- ➢ Los enfermos terminales de cáncer, SIDA, geriatría u otras causas, están ubicados en todos los recursos del sistema sanitario y socio sanitario (Hospitales, Centros sociosanitarios, Centros Residenciales y Comunidad). Por tanto, la mejora de la atención de enfermos terminales requiere medidas en cada uno de ellos.
- ➢ La atención de estos enfermos requiere una gran flexibilidad y permeabilidad del sistema, para los cambios rápidos que existen en sus situaciones y demandas.
- ➢ La sectorización y la conexión de los distintos recursos implicados es crucial para promover una atención continuada y de calidad, en la que cada uno de los ámbitos puede dar una respuesta correcta y sean las necesidades y los deseos del enfermo y familiares quienes definan el lugar de atención.
- ➢ Para mejorar la atención de enfermos terminales, hay que combinar medidas de desarrollo de recursos específicos con otros de optimización

en los recursos ya existentes, que no son antagónicos, y deben realizarse de forma gradual y sincrónica.

Medidas útiles en recursos sanitarios existentes

Hay una serie de medidas a adoptar, que no requieren grandes inversiones ni son complejas. Esta recomendación puede ser útil para equipos de atención primaria, servicios oncológicos, o aquellos con una elevada prevalencia de enfermos terminales atendidos.

La mejora de las actitudes de los profesionales, la formación específica, la dedicación de tiempo y espacios más tranquilos para la atención de estos enfermos, la priorización de su atención domiciliaria, el uso de documentación, la elaboración de protocolos (de síntomas como el dolor y de situaciones como la agonía) y la conexión de los recursos son algunos ejemplos.

La mejora de la relación y comunicación interdisciplinar y entre los equipos (oncológicos, hospitales, atención primaria) es también una medida que mejora la atención integral de enfermos y familiares y permite el soporte de los profesionales sanitarios.

Recursos específicos de Cuidados Paliativos

Debido al incremento de las necesidades de atención y la complejidad de las demandas, es de gran utilidad la puesta en marcha de recursos específicos. Definidos como aquellos equipos interdisciplinares con formación y vocación específicas, que atienden exclusivamente y en número suficiente a enfermos terminales con criterios definidos de admisión, realizando atención integral y continuada de enfermos y familia, con uso regular de protocolos y documentación específicos, actividades regulares de trabajo interdisciplinar y soporte del equipo, y que practiquen habitualmente la evaluación de sus resultados terapéuticos, la docencia de otros profesionales y la investigación, pudiendo demostrar la eficiencia de su intervención con parámetros medibles, ya en la comunidad, en los hospitales o en centros específicos.

Las actividades habituales son:
- ✓ Atención hospitalaria.
- ✓ Atención domiciliaria.
- ✓ Consulta externa.
- ✓ Hospital de día.
- ✓ Atención del duelo de la familia.
- ✓ Reuniones interdisciplinares.
- ✓ Docencia.
- ✓ Investigación.
- ✓ Evaluación.

El proceso de construcción y consolidación de un equipo de Cuidados Paliativos es complejo, largo y laborioso. Requiere la definición clara del proyecto, la formación rigurosa y específica de sus miembros, la creación de un núcleo inicial, elaboración de un consenso interno que incluye la definición de objetivos, los roles, mecanismo de soporte, y organización práctica del trabajo. Los consensos externos, con los servicios de oncología en el caso de cáncer, y en todos los casos con la atención primaria, son fundamentales para el desarrollo del equipo. La duración habitual de estos procesos es de 3 a 6 años.

Los componentes habituales de un equipo específico completo incluyen médicos, enfermeras y auxiliares, asistentes sociales, psicólogos, fisioterapeutas, terapeutas ocupacionales, agentes de pastoral sanitario, etc, y otros. El voluntariado con formación, selección y soporte, es una excelente manera de vincular los equipos con la comunidad,
y crear un atmósfera de soporte.

Los equipos de Cuidados Paliativos deben ubicarse preferentemente "en" o "muy cerca" de los recursos en los que estén los enfermos. En el caso del cáncer, es evidente que la colaboración desde el inicio con el Centro Oncológico es imprescindible para que los enfermos en todas las fases se puedan beneficiar de los principios de los Cuidados Paliativos, y evitar que dejen de realizarse tratamientos oncológicos específicos eficaces. La relación cotidiana con las clínicas del dolor es también útil para mejorar la atención de aquellos enfermos que requieren medidas intervencionistas.

Los equipos de soporte de Cuidados Paliativos son equipos interdisciplinares que, en hospitales o en la comunidad, atienden las situaciones más difíciles, prestan ayuda y soporte a profesionales, realizan actividades de conexión, y de docencia e investigación en su ámbito. Pueden depender de hospitales, centros sociosanitarios o atención primaria.

Las Unidades de Cuidados Paliativos situadas en centros específicos, o sociosanitarios o en Hospitales, son necesarias para atender las situaciones más difíciles Requieren, además de la presencia de un equipo interdisciplinar completo con formación específica, una estructura física que permite el confort de los enfermos, la presencia permanente de la familia y el trabajo cómodo del equipo. La estancia media habitual es inferior a un mes.

Los Hospitales de día pueden ser útiles para atender a enfermos terminales, tanto en aspectos del control de síntomas como soporte y relación, o bien para desarrollar aspectos ocupacionales y de promoción de autonomía.

En resumen, la organización de los Cuidados Paliativos debe incluir medidas de recursos específicos con las de la mejora de los servicios existentes, para permitir que en todos los ámbitos sea posible una atención de calidad. Existen en España referencias muy claras de cada uno de estos recursos.

Cuidados post-mortem
- Se verificará el exitus, avisando al médico para que lo verifique y extienda el dictamen médico que es un certificado legal de defunción.
- Notificar a la familia, en caso de que no esté presente, la defunción, procurando que sea el médico el que lo comunique a la familia.
- Facilitar siempre la asistencia religiosa, según el credo de la persona fallecida y de la familia.

- Se preparará el cadáver en presencia de los mínimos testigos. Si la familia desea hacerlo, se estará presente colaborando con ellos si necesitan ayuda.
- Se pondrán guantes, y se retirará todo el material utilizado para sus cuidados, catéteres, sondas, etc.
- Se aseará perfectamente el cadáver, taponando con gasas los orificios naturales y artificiales por si eliminan secreciones.
- Cerrarle los ojos sin aplicar presión sobre el globo ocular sino tirando suavemente del párpado superior en dirección al inferior.
- Colocar sobre una sábana limpia el cadáver, en posición de decúbito supino, con una almohada debajo de la cabeza para evitar la hipostasia post-mortem. Si la persona fallecida o la familia desean la imposición de algún hábito religioso u otro tipo de vestidura, se respetará este deseo.
- Los brazos se sujetarán sobre el tórax y las piernas se mantendrán unidas mediante vendas o esparadrapos si se necesitan.
- Asegurarse de que el cadáver está en condiciones para su traslado.
- Dejar en condiciones óptimas la habitación, una vez que el cadáver haya sido trasladado.

TEMA 20

DEONTOLOGÍA, SECRETO PROFESIONAL Y RELACIONES INTERPERSONALES

Introducción

Este tema va íntimamente ligado con el anterior, la relación que debe tener el/la auxiliar y el trato con el enfermo, está muy relacionado con la moral y el secreto profesional, con el trato y deberes para con sus superiores, compañeros, y por último, con el centro en el cual trabaja. La/el auxiliar forma parte de un conjunto cuya función es la de devolver la salud a la persona enferma. De todo ello deducimos que todos los deberes y normas irán encaminados al cuidado del enfermo.

Deontología o moral profesional

El/la auxiliar de Enfermería es la persona ayudante de la enfermera/o. Es un puesto de trabajo de gran responsabilidad y reviste, en la mayor parte de los casos, un papel muy importante. El/la auxiliar, tal y como hemos repetido varias veces, está al servicio del enfermo para proporcionarle ciertos cuidados y asegurar su comodidad en el hospital. Debe poseer una serie de cualidades, algunas ya las hemos comentados en el tema anterior, debe tener delicadeza y discreción en su actuación. Tratará al enfermo con cariño, pero al mismo tiempo con firmeza,

Es muy importante que al entrar en el hospital deje fuera todas sus preocupaciones personales, debe ser en todo momento responsable. Tiene la obligación de responder de sus actos ante sí mismo, ante su obligación de responder de sus actos ante sus superiores, ante los enfermos, ante sus iguales y ante su conciencia. Esto es lo que se denomina responsabilidad moral.

Secreto profesional

La/el auxiliar puede enterarse de muchas cosas, bien por el médico, por un expediente o por el propio interesado, en todo lo que concierne a la enfermedad de un paciente. Debe y tiene la obligación en principio, de guardar silencio de todo lo que se entere a causa del ejercicio de su profesión. Muchas veces la familia o los amigos del enfermo le preguntarán por el estado de éste, y su obligación es remitirlos al médico para que les informe. Debe tener muy en cuenta este punto, dentro del equipo asistencial, el secreto profesional incumbe tanto al médico como al personal auxiliar. El éxito del trabajo en equipo, es saber cada uno el lugar que le corresponde y actuar en consecuencia.

Deberes hacia los superiores: médicos, enfermeras y compañeros

Como ya hemos comentado al principio del tema, el/la auxiliar es ayudante de la enfermera/o, en cierto modo está a sus órdenes. El/la enfermera tiene la responsabilidad de una planta o consulta, el/la auxiliar debe ayudarle a cumplir esta responsabilidad. El/la auxiliar forma parte de un equipo cuyo fin último es cuidar y sanar al enfermo, para ello han de regir unas normas de funcionamiento y que cada parte integrante sepa realmente cuál es tu trabajo y se limite a él. Debe obediencia a todos sus superiores, pero ha de ser una obediencia bien entendida, si no ve clara una orden debe consultar a sus más inmediato supervisor; es muy importante que tenga un espíritu de trabajo en equipo - existen mucha personas que no sirven para ello -, no debe trabajar sola, sino cooperar con las enfermeras de sala.

Los principios del equipo hospitalario son: ayudarse entre sus miembros, facilitarse el trabajo, echarse una mano con buen humor y compañerismo, ninguna auxiliar debe dejar a sus enfermos, abandonar el servicio, en caso de que la compañera que la sustituya se haya retrasado.

La disciplina y la exactitud así como la puntualidad, deben ser normas y deberes de la auxiliar. Otro punto a tener en cuenta es el orden y la limpieza; todo el material que está a su cuidado debe mantenerlo en perfectas condiciones para su utilización, no debe malgastar material, como medicamentos, gasas, algodón alimentos, etc. Si es responsable de sus actos, si es una profesional en cuanto a su trabajo se refiere y si lo efectúa más por vocación que por otra cosa, no tendrá nunca ningún problema, ni con el enfermo, ni con sus compañeros, ni con sus superiores.

Deberes respecto a la institución

Toda Institución Sanitaria tiene un reglamento para todo el personal, la transgresión de este reglamento, da lugar a una sanción que será más o menos grave, según la importancia de la falta que se cometa.

Los deberes respecto a la Institución, son los mismos que hemos comentado anteriormente, respetar y cumplir las órdenes de los superiores, la puntualidad, el material que se le ha encomendado. Si la auxiliar pertenece a la Seguridad Social, existe un reglamento que divide las faltas en leves, graves y muy graves.
Entre las faltas leves encontramos, las reiteradas faltas de puntualidad, la desatención o descortesía con los superiores, compañeros, subordinados, enfermos y público en general, etc.

Dentro de las faltas graves podemos incluir: la reincidencia o reiteración de faltas leves, la falta injustificada en su puesto de trabajo, la aceptación de cualquier compensación económica de las personas protegidas por la Seguridad Social, etc, etc. Son faltas muy graves: la reincidencia o reiteración de faltas graves, la disminución continuada y voluntaria en el rendimiento profesional, el abandono del servicio por más de setenta y dos horas sin autorización ni causa justificada, etc. El reglamento se basa en: deberes del personal y en contra partida, de compromisos adquiridos por la Institución, así esta se compromete a unas condiciones económicas, vacaciones, premios, antigüedad, permisos por asuntos familiares, etc. El personal debe exigir el cumplimiento de estas normas a la vez que la Institución debe, por su parte, exigir un rendimiento profesional adecuado y justo a cambio.

La problemática humana en una institución sanitaria

El trabajo es una institución sanitaria comporta una carga o tensión emocional más acusada que otros ámbitos laborales por el contacto con personas que sufren depresión, padecimientos físicos, soledad o estados de ánimo angustiosos, al lado de aspectos muy vitalizadores generados por ese mismo contacto. No hace falta constatar, que un ambiente tan específico tiende agudizar los problemas que cada uno de nosotros tiene respecto a estos temas. En un grupo hacen mella los problemas de los enfermos y hacen vibrar y reaccionar a todos los miembros. Como en un juego de bolos, la reacción de uno del equipo afecta a los demás y, a menudo, los problemas de los enfermos resuenan y hasta se amplifican cuando se dan en el seno del equipo sanitario. Si el equipo asume esto problemas y controla sus emociones, la ansiedad del enfermo queda "amortiguada", se siente menos solo y le es posible aguantar el sufrimiento porque otros se preocupan por él.

Las situaciones críticas

Aunque el equipo, el grupo, funcione bastante bien, siempre hay momentos que le desbordan y le ponen en situación de crisis. Así, veremos que en épocas conflictivas aparecen comportamientos que pueden parecer accidentales y sin relación con los problemas presentes, que incluso no son difíciles de comprender si desconocemos hasta que punto una situación adversa o conflictiva para el grupo, pude desencadenar reacciones muy diversas en sus miembros.

Tomaremos un ejemplo para que comprenda mejor lo que hemos apuntado:

Después de que, por ejemplo, un director de un hospital, persona muy apreciada por su simpatía y humanidad, haya sido trasladado a otro centro, veremos probablemente como el hospital en cuestión entra en una fase de desánimo. Cómo, sin relación con el tema, una proporción alarmante del personal va a enfermar y estará de baja por algún tiempo; unos tendrán una gripe fuerte, otros notarán más úlcera, otros van a quemarse la mano al recoger la cafetera, etc.

Quizás además alguien tenga un accidente de coche probablemente en las reuniones no se logre llegar a conclusiones eficaces y casi no haya puntos a tratar en el orden del día.

Podríamos establecer un larguísimo etcétera de comportamientos que de alguna manera son producidos por una situación que parece totalmente al margen. El que uno enferme de anginas parece no tener relación alguna con la partida del director, pero no podemos ignorar la forma en que los estados de ánimo afectan a nuestro cuerpo, hasta el extremo de hacerlo más frágil frente a una infección o a una irritación, etc.

Concretamente una rama de la medicina, la psicosomática, se dedica a estudiar esta relación entre las emociones y sus repercusiones físicas.

Nuestro comportamiento, nuestros gestos automáticos, se verán aún más directamente afectados por el estado mental que atravesamos.

Y no tendrá nada de extraño que quien esté en una fase depresiva tenga un accidente de coche, haga caer los medicamentos al ordenarlos, pierda historias clínicas, tome mal los recados, etc. etc.

A todos estos comportamientos que parecen sin relación con lo que hemos señalado como su causa, les llamaremos "síntomas" que estudiados en conjunto, tomado como base las leyes generales de funcionamiento de los grupos, seguramente nos permitirán deducir la causa o situación que los ha originado, la marcha del director del hospital, del jefe alrededor del cual giraba el grupo de personal del centro.

No es objetivo de la auxiliar el deducir estas situaciones de fondo a partir de observaciones, en apariencia desconexas, pero sí deberá tener en cuenta que su comportamiento y el de sus compañeros pueden no ser comprendidos sino toman como parte de un todo completo, que es la institución sanitaria.

Algunos síntomas del mal funcionamiento de un grupo

La angustia que sentimos frente a los problemas de los enfermos y las situaciones o alteraciones que estos problemas crean al grupo que trabaja en un centro sanitario, son en cierta forma casi idénticas en todos los casos: Por ejemplo, momentos de considerable angustia general se corresponden con fases en que cada problema se reacciona sólo con sus soluciones parciales estandarizadas, impuestas por el sistema.

Estas medidas o soluciones parecen destinadas a asegurar nuestra propia estabilidad emocional, como si quisiéramos protegernos en un recipiente sólido frente a nuestra angustia. Con el aumento de medidas rígidas, la jerarquización, etc., conseguimos que todo se solucione un poco por sí solo y nada nos plantea una nueva situación crítica.

Otro ejemplo, lo tenemos en la frecuente aparición en momentos como el que hemos señalado, de un **"chivo expiatorio"** en el equipo o fuera de él, que concrete todos los defectos que el grupo no quiere para sí. Merece la pena prestar atención a esta "jugada" porque insistimos, es muy frecuente, y deberá saber conocerla en un momento determinado para valorar justamente las personas y las situaciones que intervengan.

Finalmente, como telón de fondo de la angustia, o como síntoma más claro y permanente de una situación problemática en las instituciones sanitarias, está el papel que ocupa el sexo en las relaciones entre personal y en las de éste con los enfermos. Es un tema que llega a ser extrañamente obsesivo por su reiteración en las salas, en los pasillos, en los comentarios y en los ataques personales. Tiene también, lógicamente, fases latentes y fases declaradas.

Su importancia como síntoma, es decir, la razón por la cual aparece siempre como reacción a las tensiones del Centro, se debe entre otras razones a que es un tipo de relación no manifiestamente agresiva, en la que es posible cerrarse y asilarse frente a los problemas exteriores y en ellas se encuentra la seguridad de ser amados, de no estar solos, y la confirmación de nuestro papel de mujer o de hombre, pero esta solución aparente tiene unas bases frágiles y puede llegar a convertirse en un factor de desequilibrio.

El trabajo en un centro hospitalario comporta una serie de tensiones personales y como integrantes de un grupo que no debemos aludir ni negar si queremos pisar firme y estar en condiciones de aportar un beneficio a los enfermos. A este respecto, el mimetismo, es decir la identificación con los problemas de los demás y el creer que existen en nosotros no es un aspecto despreciable y sí, un punto que puede exigirnos una serena reflexión sobre nuestra forma de ser y nuestra auténtica problemática personal.

Las reuniones
Todos sabemos que el funcionamiento de un centro sanitario es el conglomerado de toda una serie de servicios y funciones muy numerosos. Las personas que trabajan en un centro sanitario tienen una función concreta, especializada y un lugar de trabajo definido. Así, existen los jefes de servicio, los supervisores de planta, el personal de quirófano, los analistas, las auxiliares, los camilleros, y un largo etcétera. Incluso dentro de cada especialidad médica hay subdivisiones: Cirujano de tórax, de abdomen, de región perineal, cardiólogos especializados en ciertas operaciones, etc.

Esta compartimentación es necesaria en la medicina actual y permite en teoría, que cada cual aporte sus conocimientos a un trabajo en equipo que se vería así enriquecido. Pero esta coordinación entre profesionales se limita, la mayoría de las veces, a ciertos tratamientos, continuando luego cada cual con su labor específica.

Las reuniones facilitan la comunicación
El aislamiento entre los distintos grupos del personal comporta deficiencias muy variadas en la correcta marcha del centro. Los errores pueden acumularse sin que sea posible que todos los responsables analicen conjuntamente el problema, se pierde el interés por mejorar el trabajo, y la rutina puede instalarse con facilidad. En este sentido, las reuniones son una forma fundamental de lucha contra las dificultades de circulación de la información en el Hospital.

Pueden organizarse:
- Entre el personal de un mismo equipo.
- Entre equipos de día y de noche.
- Entre servicios o pabellones, etc.

En ellas, pueden participar profesionales distintos, y siendo una faceta más del trabajo, deben tener lugar, dentro del horario laboral.

Las reuniones como medio de organización e intercambio
En este sentido las reuniones pueden tratar de la evolución de un enfermo, de las condiciones de trabajo del personal, de la organización algunos tipos de reuniones:

Sesión clínica
En estas reuniones, los cambios observados en un enfermo por distintos miembros del personal (tales como un aumento de su palidez, una excitación anormal, un estado melancólico marcado, dolores de los que sólo ha hablado con una enfermera, efecto adverso de los medicamentos, temores frente a la intervención que se le va a practicar, etc.) son puestos en común y pueden dar lugar a una variación en el tratamiento y en la actitud de los participantes.

Organización de los ritmos del servicio
Los horarios de las curas, de las visitas, de las salidas, el estado de los locales, etc. son elementos que planteados correctamente facilitan el descanso del

enfermo y contribuyen a crear en el Hospital un ambiente más estimulado. Estas mejoras pueden hacer variar la actitud del paciente respecto a su enfermedad y modificar a veces de modo significativo el pronóstico.

Organización del trabajo

Las reuniones son una ocasión reflexión para el personal sobre sus condiciones y sus métodos de trabajo. Pueden plantarse en ellas la necesidad de ampliar los conocimientos en el terreno de cada cual, mediante la organización de cursillos o seminarios, por ejemplo; o bien cuestiones referentes a los límites de las funciones de cada uno y la manera de articular estos límites para que entre ellos no queden vacíos sin cubrir, etc. El papel de las organizaciones sindicales es fundamental en la evolución de las condiciones de trabajo.

Las reuniones como lugar de intercambios afectivos

Al hablar de las defensas de los grupos, hemos hablado de las tensiones que hacía surgir en nosotros el trabajar en un ambiente en el que siempre está presente el problema del sufrimiento físico, de la soledad y de la posible muerte. Este ambiente en que vamos a desarrollar nuestra labor, explica que las defensas contra nuestra angustia adquieren lugar importante, aunque la mayor parte de las veces, dichas defensas se manifiestan bajo forma de problemas aparentemente muy concretos y que no tiene nada que ver con nosotros como personas, sino solamente como profesionales. Pero cuanto más se insiste en que el problema es estrictamente técnico, tanto más probablemente nos estaremos ocultando sus verdaderas causas.

Nos interesa aprender a distinguir a través de esa insistencia en que "aquí no pasa nada que me concierna", lo que son los aspectos materiales de una cuestión y lo que son sus bases afectivas o personales. Solamente conociendo esta doble faceta de la situación, nos acercamos a la realidad y podremos encontrar solución a estos callejones sin salida que plantean los servicio en que todo el mundo es neutro y en el que sólo hay pequeños problemas técnicos, pero en el que curiosamente se repiten, a lo largo del año, los mismos conflictos.

Aquí llegamos a la estereotipia de los "yo trabajo más que nadie", "fulanita es una pelota de la jefe", "este enfermo es inaguantable", "el médico siempre critica nuestro trabajo", etc. Simplemente por el hecho de ser personas, y más por estar en un ambiente hospitalario, aportamos a nuestro trabajo nuestro modo de ser, y a él tenemos que referirnos en ocasiones si queremos solucionar algunos "problemas técnicos" de nuestro trabajo, de nuestra relación con los demás.

www.ingramcontent.com/pod-product-compliance
Lightning Source LLC
Chambersburg PA
CBHW071301220526

45468CB00001B/231

* 9 781793 224644 *